PUHUA BOOKS

我
们
一
起
解
决
问
题

YOU CAN DO
ALL THINGS

柔软的刺猬

自我疗愈的内在力量

［美］凯特·艾伦（Kate Allan）◎著　李晓燕◎译

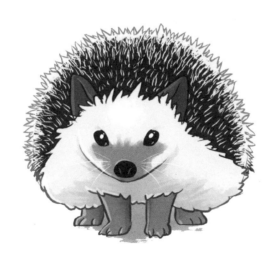

人民邮电出版社

北　京

图书在版编目（CIP）数据

柔软的刺猬：自我疗愈的内在力量 /（美）凯特·
艾伦（Kate Allan）著；李晓燕译. -- 北京：人民邮
电出版社，2021.3
（治愈系心理学）
ISBN 978-7-115-55642-4

Ⅰ. ①柔… Ⅱ. ①凯… ②李… Ⅲ. ①精神疗法
Ⅳ. ①R749.055

中国版本图书馆CIP数据核字(2020)第255263号

内 容 提 要

　　《柔软的刺猬》是一本能带给你无限勇气和治愈力量并能够有效减轻个人压力的超暖心绘本。作者以自己曾罹患抑郁症的亲身经历为背景，在每个章节中分别以自己与每个现代人都时常面临的焦虑和抑郁、丧失信心、沮丧、恐惧、绝望、孤独的心境为主题，给出了结合正念有效缓解这些负面情绪的温暖建议，还有130多幅由作者亲手绘制的可爱小动物。这些看似简单的画作中潜藏着巨大的治愈力量，而它们将在每一个孤独和黑暗的时刻陪伴在你左右，让你感觉无比温暖，帮助你对抗抑郁和焦虑等各种负面情绪，走出人生的阴霾，摆脱孤独，重拾对生活的信心。

　　此外，本书也是当代缺乏安全感、追求与众不同、寻求关注、倍感孤独的年轻人的解压指南。无论你正在经历多么艰难的时刻，一切终将过去，而你并不孤独。

◆　　　著　　[美]凯特·艾伦（Kate Allan）
　　　　　译　　李晓燕
　　　　责任编辑　曹延延
　　　　责任印制　胡　南
◆人民邮电出版社出版发行　　北京市丰台区成寿寺路 11 号
　邮编 100164　电子邮件 315@ptpress.com.cn
　网址 https://www.ptpress.com.cn
　北京印匠彩色印刷有限公司印刷
◆ 开本：880×1230　1/24
　印张：9　　　　　　　　　　2021 年 3 月第 1 版
　字数：300 千字　　　　　　2025 年 5 月北京第 28 次印刷
　著作权合同登记号　图字：01-2020-6001 号

定　价：59.80 元
读者服务热线：（010）81055656　印装质量热线：（010）81055316
反盗版热线：（010）81055315

目 录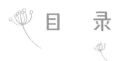

推荐语

任何一个人，都有可能被焦虑、压力和沮丧毁掉自己的一天。当今的世界生活节奏加快，压力也随之变大，因此我们需要每天进行正念练习。凯特·艾伦创作的这本《柔软的刺猬》不同寻常，她将智慧、幽默与美丽融入本书中。如果你感到焦虑、抑郁或是不知所措，本书可以伴你左右。在她撰写的"最新的凯特"（The Latest Kate）栏目中配有很多暖心的插画和智慧的语言。本书能够鼓励你应对将要面对的任何挑战。这是一本每个人都可以反复阅读的书。

——苏珊·里夫（Susan Reeve），

《治愈心灵：宽恕的力量可以治愈一颗破碎的心》

（*Heart Healing: The Power of Forgiveness to Heal a Broken Heart*）一书作者

凯特·艾伦的艺术作品一直传递着令人难以置信的积极信念，我非常喜爱它们！一听到她正在整理这本书的内容，我就迫不及待地想要看了。书中有动人的画作和令人鼓舞的话语，可以帮助我平息焦虑，度过最艰难的日子。

——贝卡·安德森（Becca Anderson），

《想着幸福才能真的幸福》（*Think Happy to Stay Happy*）一书作者

在凯特的书中，我看到了很多自己的影子。之前，我也被情绪所伤，但却并不自知，也不能准确地用语言表达，本书的神奇之处就在于作者把我内心中这些敏感的想法用语言清晰地表达了出来。阅读本书的时候，我经常会恍然大悟。凯特运用充满希望而独特的方式呈现了绝望感；另外，她对在一段关系中不够自信的解读也是我非常喜欢的。她的这些见解会对我们的生活产生深远的影响。当我们对自己有了更清晰的认知后，就能很好地支持自己，找到自己的真正需求。

凯特（Kate）在本书中的话语真实诚恳，插画温暖人心，提出的建议切实可行，她鼓励着我们继续努力与前进。她提醒我们，即使事情看起来很糟，我们仍然可以通过坚持不懈地付出行动来改变这种局面。本书就像一位挚友，给予我们真诚、简明、慷慨的支持。本书将始终陪伴着你，让你时刻感知自己的力量。

——玛格丽塔·塔塔科夫斯基（Margarita Tartakovsky），

PsychCentral（美国心理健康信息网站）的作家兼助理编辑

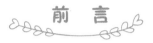

当你感到焦虑或沮丧时，就会感到孤独，并且认为好像世界上只有你自己一个人在挣扎和有着奇怪而挥之不去的烦恼一样。一去杂货店，你就汗流浃背、紧张、恐慌，感觉一切都是那么可怕。

痛苦持续不断并无情地纠缠着你，你的内心一片空虚，这使你觉得微不足道的小事就足以把自己击垮。

你讨厌自己，讨厌一切事物，你认为自己失败而懦弱。

对此你深信不疑，而且你觉得自己天生就有问题，从而渴望自己能像一个"正常人"一样。

这个时候，如果有人与我们有着同样的心路历程，能了解我们的悲伤、我们内心的挣扎和艰辛，这恐怕就是我们能收获的最棒的礼物。我们可以去联系他们，与他们分享自己的故事，而他们对我们心怀悲悯，却不带任何偏见。

本书就是凯特·艾伦（Kate Allan）送给我们的礼物。在书中，凯特分享了自己从小就因为焦虑与抑郁而备受折磨的经历；随后，她又深入介绍了其他令人痛苦的情绪，例如自我厌恶与绝望，然而这些情绪往往都伴随着焦虑和抑郁。

在凯特的书中，我看到了很多自己的影子。在此之前，我也被负面情绪所折磨，但却完全没有察觉，也不能准确地用语言将自己的负面情绪表达出来。本书的神奇之处就在于作者把我内心中这些敏感的想法用语言清晰地表达了出来。阅读本书的时候，我经常会恍然大悟。凯特对绝望感进行了充满希望而独特的解读；另外，她对一段关系中不够自信的解读也是我非常喜欢的。她的这些见解会对我们的生活产生深远的影响。如果我们对自己有了更清晰的认知，就能很好地支持自己，找到自己真正的需求。

凯特（Kate）在书中的话语真实诚恳，画作振奋人心，提出的建议切实可行，她鼓励着我们继续努力前行。她提醒我们，即使事情看起来很糟，我们仍然需要坚持不懈地付出行动。本书就像一位挚友，给予我们真诚、简明、慷慨的支持。本书始终陪伴着你，让你时刻感知自己的力量。

当你的内心感到无比挣扎、质疑自己，尤其是不想再挣扎的时候，可以拿起本书，并要时刻记住：你是有价值的，你值得拥有幸福。

绘画和写作是凯特重要的艺术表达方式，她的插画除了能鼓舞我们之外，还可以启发我们自己创作，为自己发声，表达出萦绕在我们内心的想法，提出自己的主张。我们可以站出来为自己说话，这是一种强大的力量。我们应时刻告诫自己：倍感挣扎的时刻真实存在，但我们并不会受困于此，我们会越发强大。

感谢凯特分享她的故事，我会随时把本书带在身边，并时刻提醒自己。

玛格丽塔·塔塔科夫斯基

引 言

故事时间到了，你们准备好了吗？请拿起一杯茶，我们放松一下。虽然这不是一个让人开心的故事，但却是我自己的真实经历，我很愿意与你们分享。

我的人生经历了许多次扭曲和转折，基本都发生在精神健康层面。小时候，我一直表现得不太正常，时常觉得不知所措，完全不知道怎样做一个"正常人"。我当时全然没有意识到，我的童年是异于常人的。我几乎没有上过幼儿园，父母信仰宗教，对我严格管教，我总被不知病因的焦虑症所折磨。

七岁时，父母送我去了公立学校。那时，我就是一个懵懂的小孩。我虽然之前学过几个字母，但没有真正学习过自然拼读法，因此我要重新学习如何阅读。我从小就认识教堂的小伙伴们，所以我也不知道怎么与陌生人交朋友。对于混乱的操场环境，我完全无法适应，因此我表现得就像一个"半聋哑人"一样，十分害羞。所以，我决定起码要弄清楚怎么做一个"正常人"，并且期待能过上"正常人"的生活。

三年级的时候，在梅尔迪安夫人的帮助下，我学会了怎么拼读和怎么交朋友。很简单，你只需要走到一个小朋友面前，模仿他做的事情，然后说："这支马克笔很好闻。"他就会回答："没错。"这样你们就成了朋友。一般情况下，半聋很难被治愈，不过我发现，如果你告诉别人自己有听力障碍，他们有时候会记住这一点，从此他们就不会因为你没有听清他们说的话而懊恼了（通常会有 20% 的成功率）。识别并找到问题所在非常重要，一旦你确切知道自己面临的问题，你就可以尝试解决这个问题。

小学期间，我们通常会发现并注意到各种问题。接下来，我迎来了青春期，在这一阶段我经常会感到非常抑郁。抑郁的时候，我们很难识别问题和弄清问题出在哪里。如果你也有过这样的经历，一定能明白我的意思。好像所有的错事都是因我而起一样。然而，我并没有意识到自己有精神疾病，我只是觉得很伤心，总想问自己"我为什么高兴不起来"。我感到羞愧难当、不知所措。

因为无法消除抑郁和焦虑，我的生活开始沦陷。我感觉自己与周围的一切被完全割裂，渐渐变得格格不入。随着学业逐渐紧张，我的压力逐渐增大，我开始变得每天惊恐不断。高二时，父母同意我退学回家，我开始"在家学习"并得到了克里斯·洛克（Chris Rock）所说的 GED 文凭 ①。因为不必外出上课，我与朋友失去了联系，所以我变得非常孤独。因为没有动机、没有方向，我在学业上落后很多，也开始自怨自艾。

十几岁到二十几岁期间，我有着强烈的自我厌恶感，我感觉一切事物都

---

① GED（General Educational Development）是一个标准测试，通过了 GED 测试表明达到了美国高中毕业的水平（相当于获得高中文凭）

无法达到我的预期。我无法理解为什么别人都能全面投入且大胆地做事，对生活时刻充满兴趣，保持着快乐和活泼的心态。我戴着一个虚假的微笑面具行走，只是为了满足社会的要求。与同龄人相比，不管是拿驾照、约会还是上大学，我都慢半拍，并且获得学位的时间也比大多数人长很多。这个世界对我来说充满危险，成功与幸福无疑是我无法企及的事情。

到底是什么让我发生了改变？有一次，我在浏览网页的时候，看到了艺术家鲁比·艾略特（Ruby Elliot）的一本关于精神疾病的漫画。在这本书中，她用简洁的语言描写了自己由于身患抑郁症而产生的绝望感和自我厌恶感，此时，我意识到自己并不孤单。由此，我开始寻找自己倍感挣扎的根源，也重新拾起了生活中的目标。

此后，我又在互联网上搜索到了一个线上精神疾病社区，幸运的是，我找到了一个很棒的社区。很多人在该社区谈论他们离开家时遇到的困难，例如因社交焦虑而产生的孤独感，他们常常感觉生活毫无意义，对着镜子时，大脑里充满了想要自我虐待的想法。其中有几个人谈到了他们正在接受的治疗，因此我决定去试一下。

我找到了一位和善的心理学家，他很快就诊断出我患有广泛性焦虑症（Generalized Anxiety Disorder）。对于大多数人来说，这足以让人感到非常焦躁，但我却深感释怀。在我了解真相之后，我反倒能够与人交流、接受有益的治疗和练习使用应对技巧，并找到了面临类似困境的人。

我发现，焦虑和抑郁的感受经常相互交织在一起，当我感到恐惧和不知所措时，大脑就默认为"情况是令人绝望的"，并且会出现严重的抑郁症状。随后，我又发现画可爱的动物和写下鼓舞人心的话语可以帮助我应对这种糟糕的情况。我觉得与人分享自己的感受能有效帮助我们对抗大脑中浮现的负面情绪。

因此，我撰写了《柔软的刺猬》。这是一本情绪指导手册，我将它献给像我一样会讨厌自己、不清楚怎么应对自己遇到的困境的读者。我在本书中介绍了所有我使用过的策略和应对办法。它们帮我度过了艰难时期，无论是在我有轻微的焦虑还是时常出现自杀念头的时候。

事实上，我们有时候会觉得做点小事情都非常困难，我自己对此也深有体会。例如，你在阅读本书的时候，我可能正在写一封必须完成的邮件，虽然也许存在困难，但我一定会写完。这也是本书想要传达给你的信念，当你觉得无法完成一件事情的时候，请想办法坚持下去。虽然书中的内容不能解决有关焦虑症和抑郁症的所有问题，但却是我所学到的消除自己的精神障碍的经验总结。如果你内心的声音让你无能为力或是阻止你完成某些事情，书中的插画和文字会帮助你消除这些负面的声音。事实上，通过坚持不懈地付出努力，你完全可以做好你想做的任何事。

所以，如果你也正在经历艰难的时刻，请阅读本书。我把本书整理成了不同的章节，我将讲述那些最令我苦恼的感受。在每一章中，你都能看到色彩丰富、动人心弦的树木和动物，以及在我最阴郁的时期给予我莫大帮助的应对技巧。

　　亲爱的读者们，我想让你知道的最重要的一点是，你并不孤独。无论是孤独、悲伤、自我厌恶还是难以找到人生目标，成千上万的人都与你经历着相同的困境。我一次又一次地跌入谷底，而又由于他人的帮助和自己的决心，我又重新爬了起来。我希望通过分享自己学到的知识让他人不再承受我曾经面临的痛苦经历。艺术创作帮助了我，我希望它也能够帮助你。

（第一章）

当我感到焦虑的时候

对我来说，感到焦虑是生活中再正常不过的事情。直到最近，我才体会到不焦虑是怎样的感觉。

我从小就没有安全感。当父母带我去操场时，我一定会躲在儿童攀爬架下面。父母和老师总是会尝试把我介绍给其他孩子，我却无法与他们交流。

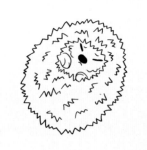

我几乎每时每刻都非常恐惧，一有人看我，我就紧紧地盯着他们看，除非在一个我觉得非常安全的地方，那就是我的卧室或者爷爷奶奶家里。焦虑从小就已经根植于我的大脑中。

在二十四岁的时候，我被诊断出患有广泛性焦虑症，当时我已经不能表现得像一个正常人一样。我尽力将焦虑的情绪隐藏起来，让自己看起来像一个普通人一样。例如，我能够开车、与他人建立关系、正常工作以及参加社区大学的课程，但我还是非常焦虑。

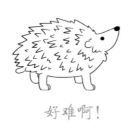

好难啊！

在我的状态看似还"不错"的时候，回到家后，我总是身心疲惫，而在状态非常糟糕的时候，我就会惊恐发作、情绪失控，因此我经常退学和辞职。

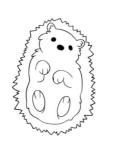

我很欣赏你。

更糟糕的是，因为我患有情绪障碍，我的人际关系也受到极大的影响，我需要不断从别人那里得到肯定。我会不断提醒自己"不，他们并没有生我的气""对，我们仍然是朋友""对，他们仍然喜欢我"。

所以，对我来说，焦虑的感觉到底是怎样的呢？这是一种紧张的精神状态，我会感觉一切都极其危险或者觉得灾难随时会来临。没有什么地方或情况是安全的，没有什么决定是好的。我感到非常担心，同时有消极的想法。

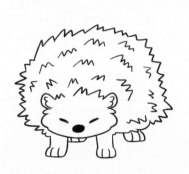

是的，我真的很害怕，不过，这只是我的感觉，
它早晚会消失。

在了解了焦虑后，我们就知道，它只是一个大型的思想游戏。与之对抗的秘诀在于正确认识它，在它衍变成惊恐发作之前尽早发现它。即使惊恐真的发作，我们也可以运用正念（认识情绪、接受情绪、了解情绪与我们是分开的）和深呼吸，把自己的认知带回到现实中。

我并没有想减轻焦虑情绪，它仍然影响着我的日常生活。但我知道了焦虑是可以被管理的。长久以来，我一直被焦虑所控制，真希望我能早些了解正念和认知行为疗法，因为这些疗法让我再次表现得像正常的成年人一样。

生活中充满希望，事实上有很多应对和治疗焦虑症的方法，我相信每个人都能获得帮助。每个人都不应该永远被恐惧所控制。

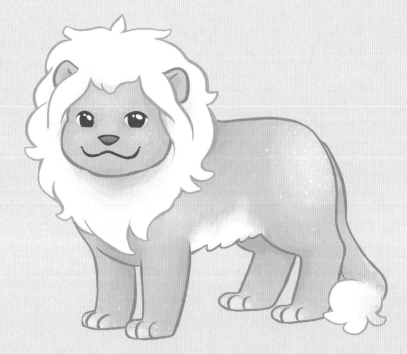

You're safe. You're okay.

你很安全，请记住，你会好起来的！

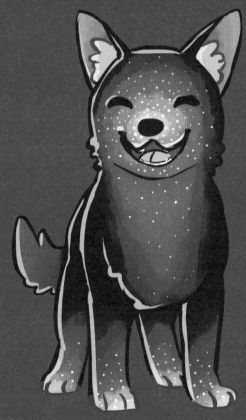

Anxiety
lies.

There is
no doom
incoming,
and you're
managing
everything
just fine.

焦虑有时会制造假象，厄运不会来临，
你知道吗？你表现得很棒！

有多少次你都觉得事情肯定会失控，
可结果却一切正常？

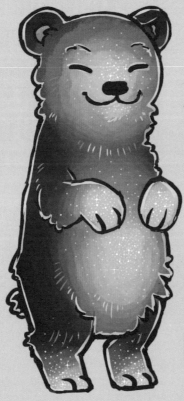

How many times have you felt like things were out of control and then everything worked out fine?

YOUR ANXIOUS FEELINGS AREN'T INDICATIVE OF REALITY.

虽然你感到十分焦虑，但你所担心的
情况并不会真正发生。

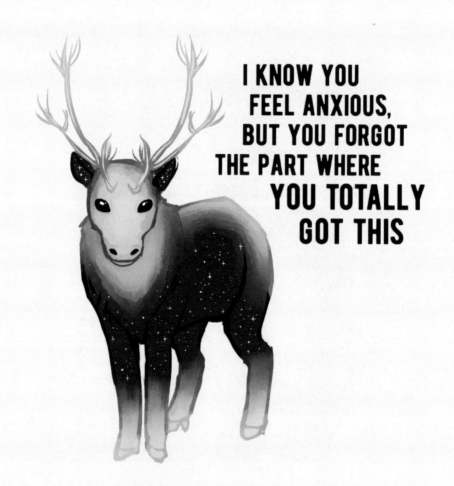

I KNOW YOU
FEEL ANXIOUS,
BUT YOU FORGOT
THE PART WHERE
YOU TOTALLY
GOT THIS

我知道你现在感觉很焦虑，
但你也许已经忘了这种焦虑源自哪里。

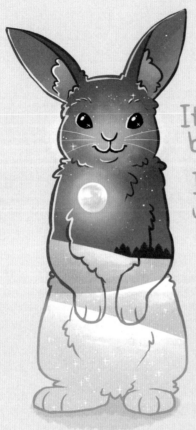

It's okay to
be scared.

It's okay to be
uncomfortable.

You will succeed
in spite of those
feelings.

感到恐惧没什么大不了，感到抑郁也没什么
大不了，最终，你一定会克服它们！

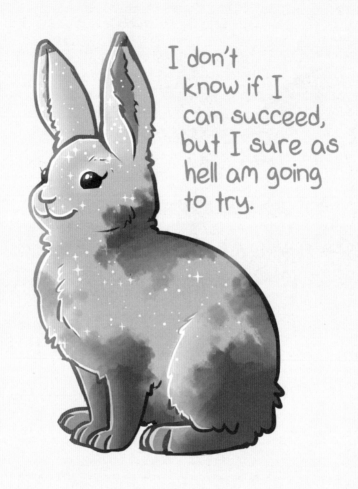

I don't know if I can succeed, but I sure as hell am going to try.

虽然我不知道自己能不能成功，
但无论如何，我都要试一试！

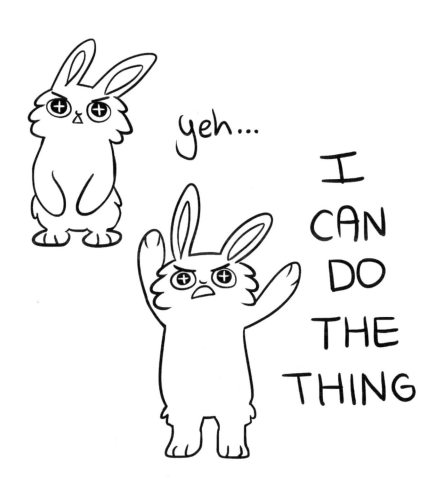

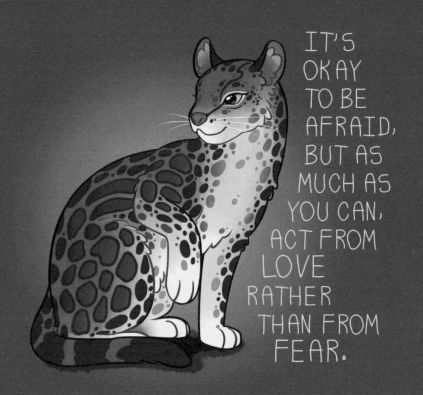

IT'S
OKAY
TO BE
AFRAID,
BUT AS
MUCH AS
YOU CAN,
ACT FROM
LOVE
RATHER
THAN FROM
FEAR.

感到害怕没什么大不了，
不过请因为爱而付出行动，不要被恐惧左右！

you're
going
to get
through
this okay

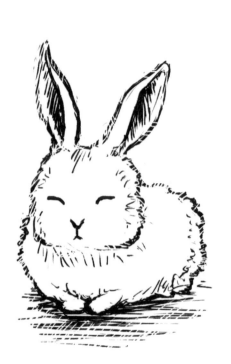

你一定会挺过去的。

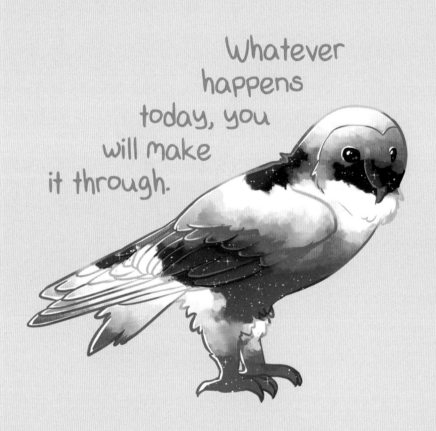

Whatever
happens
today, you
will make
it through.

无论今天发生了什么，
一切都会过去的。

You are doing enough.
It's going to be okay.

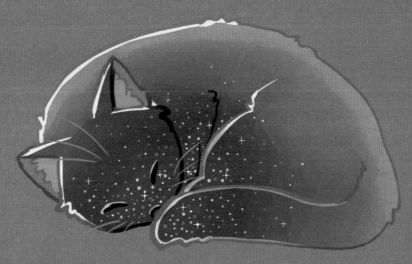

你已经做得很好了，
一切都会好起来的。

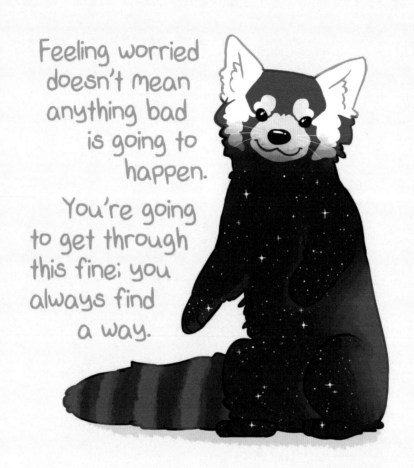

Feeling worried
doesn't mean
anything bad
is going to
happen.

You're going
to get through
this fine; you
always find
a way.

感到担心不代表一定会有坏事发生，
不要紧，你总会想到办法的。

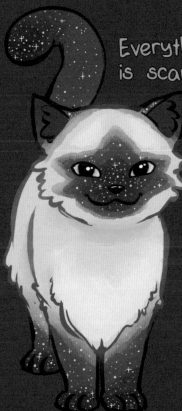

Everything
is scary and you
      feel vulnerable,
      but that doesn't
      mean anything
      is going to
      go wrong.

      Anxious
      feelings aren't
      usually indicative
      of reality.

虽然一切看起来都很可怕，
虽然你感觉自己很脆弱，
但这并不代表一切都会变糟。
焦虑的感觉有时会蒙蔽你的双眼。

The past is painful,
the future is uncertain,

let's just live
for right now.

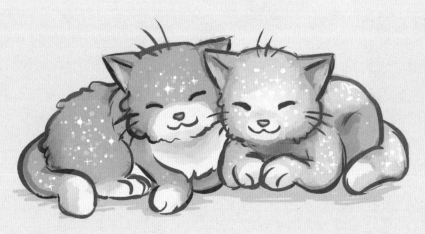

过去令人痛苦，
未来充满了不确定性，
那就让我们活在当下吧。

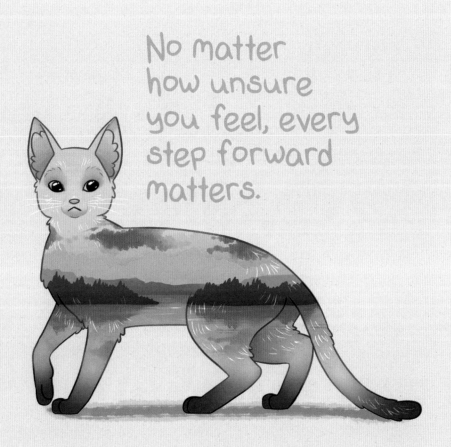

No matter
how unsure
you feel, every
step forward
matters.

无论你对未来有多少疑虑，
向前走的每一步都至关重要。

一切都会好起来的。

it will all
work out
somehow

please try to not worry.
it will all work itself out.

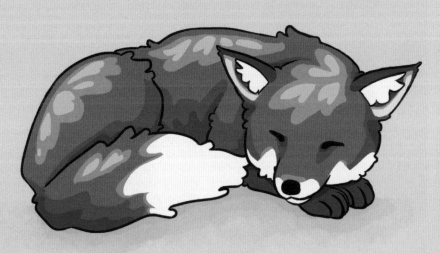

请不要担心，
所有问题都将迎刃而解。

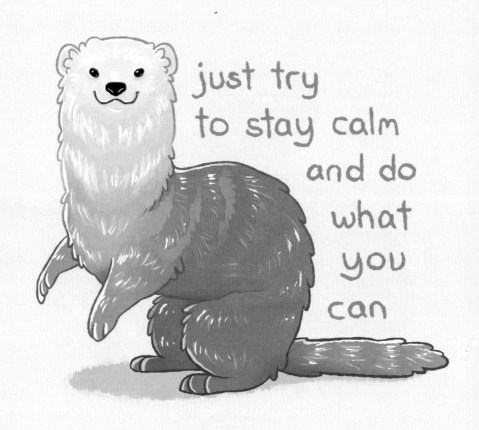

just try
to stay calm
and do
what
you
can

请保持冷静，
去做你力所能及的事情吧！

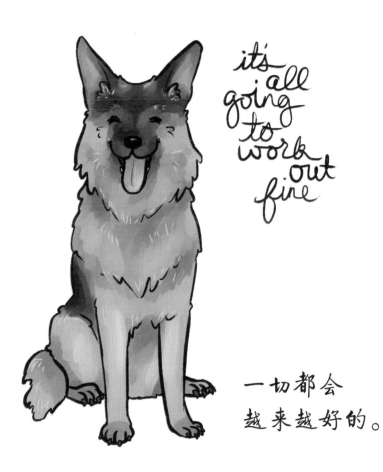

it's all going to work out fine

一切都会越来越好的。

如果你正感到焦虑，我建议你尝试运用以下这些帮助过我的方法。

锻炼：

即使是走一小段
路也是有用的。

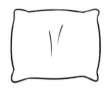

休息：

给自己足够的时间
放松，然后入睡。

吃健康的食物：

给身体补充它需要
的能量，大脑就能
更好地工作。

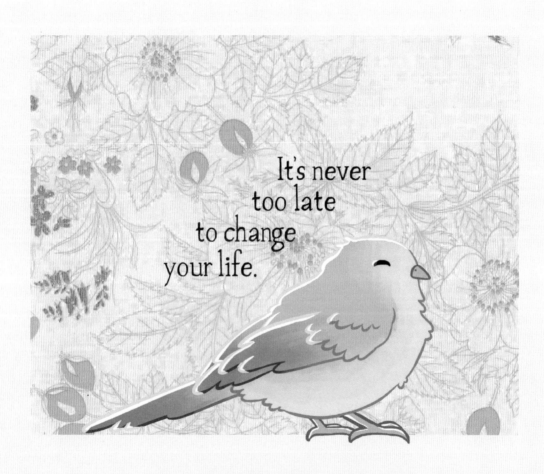

It's never
too late
to change
your life.

如果你想要改变自己的生活,
什么时候都不算晚。

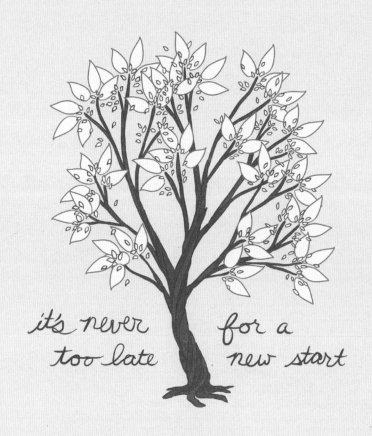

无论何时
重新开始都不会太迟。

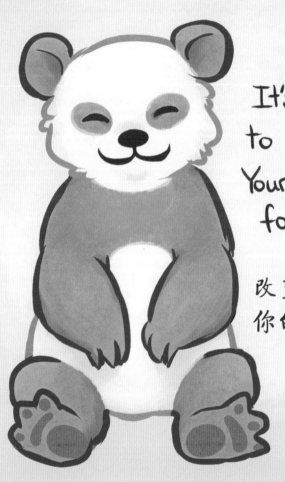

It's okay
to change.
Your life is
for you!

改变没什么大不了，
你的人生你说了算！

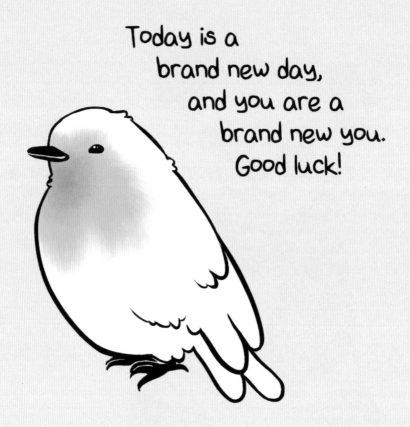

Today is a
brand new day,
and you are a
brand new you.
Good luck!

今天是崭新的一天，
你也是全新的自己，祝你好运！

（第二章）

当我感到不自信的时候

　　我要向大家坦白一件事。曾经，我以为自己什么都做不了！我对自己想尝试去做的所有事情都没有什么信心，你知道我的解决办法是什么吗？我会对自己说："嘿，你一直觉得自己不够好，但你也总能想到解决的办法。"

　　冒充者综合征（Impostor Syndrome）的具体表现为自我怀疑、充满不安全感或是对自己能力的否定，而且经常伴随一种恐惧情绪，担心别人认为自己在"欺骗"他们。

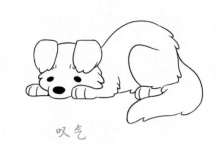

叹气

读大学期间，我当过一段时间的英文老师。有意思的是，当时我并不觉得自己的英文写作能力或是英文理解能力很好，也没有足够的授课经验，但我知道自己需要这份工作。虽然有些担心，但我还是去应聘了这个职位。

你知道吗？一切竟然非常顺利，学生们感谢我的帮助，老板也对我的工作表现非常满意，我在那里度过了一段愉快的时光。我无法想象如果自己一直被脑海里的负面声音所掌控，我的生活会变成什么样。

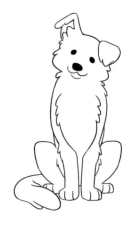

我觉得你特别好

处理人际关系是一件比较困难的事情，我总觉得自己不值得被爱和被关注，觉得自己总在占用别人的时间，他们本可以将这些时间花在其他事情上。此外，我觉得自己不够有趣，在与他人交往的过程中缺乏积极主动性。我解决这一问题的唯一办法就是将注意力集中在他人身上，努力让他们高兴起来。

我觉得自己根本就不重要，只有把我的注意力转移到别人身上才能建立更健

康的关系。

造成低自尊的常见原因：

1. 权威的否定；

2. 儿童时期，孩子被没有用心或忙碌的看护者照顾；

3. 被胁迫；

暴力行为

4. 在学业上遇到困难；

5. 遭受创伤；

6. 受约束或不得不服

从苛刻的信仰体系；

7. 社会与媒体带来的影响。

那我们能做些什么呢？我将曾经帮助过我的办法分享给你。

● 选择做真实的自我，决不为了迎合别人的标准而重新定义自己，无论是在外表上还是行为上。

● 只有你尊重和接纳真实的自我，我们才能开始建立相互之间的关系。

● 对自己和爱人坦承内心中的不安全感和面对的挑战，并且接纳它们。

● 像对待朋友那样善待自己、理解自己。

● 重建：基于理性与同情心看待过去发生的事情和自己做出的选择，不做任何评判。

所以，我觉得缺乏信心并不能代表什么，这只是大脑给我们制造的另一个假象，或者只是一种试图让我们远离风险和失败的奇特方法。虽然，这让我们无法发挥自己的潜力，对自己感到厌恶，但是，我还是要说："谢谢你，大脑！"

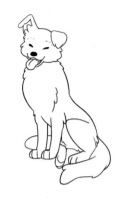

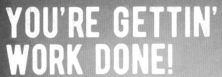

No negativity today;

YOU'RE GETTIN' WORK DONE!

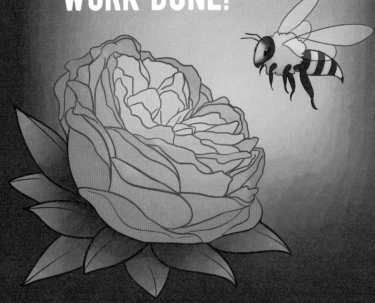

今天你不需要任何消极情绪。
再坚持坚持，成功就在眼前！

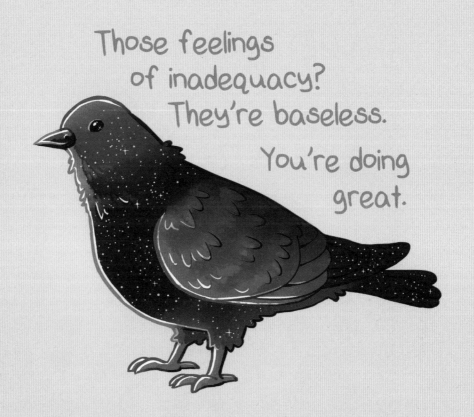

Those feelings
of inadequacy?
They're baseless.

You're doing
great.

时常感觉自己不够好?
事实上，你表现得很出色!

you're
strong
smart,
and
you
got
this

你内心强大、头脑聪明，你很棒！

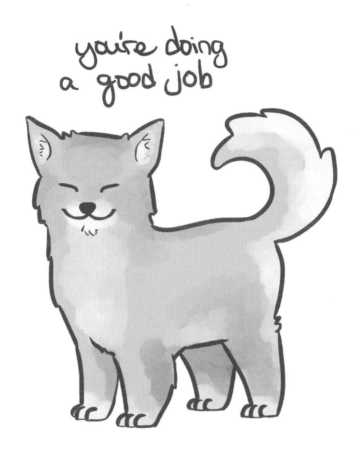

struggling
does
not
automatically
mean
failing.
you're
doing
just
fine.

奋斗的结果不一定就是失败，
你会表现得越来越好。

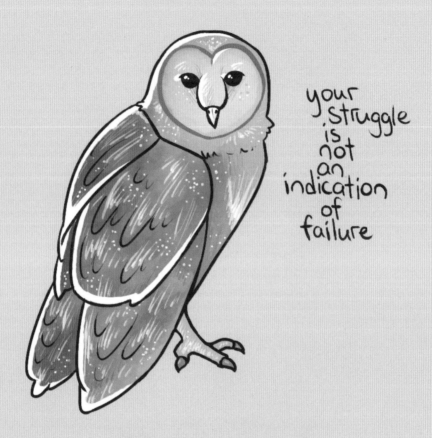

尽管此刻你倍感挣扎，
但请相信你不会失败。

You're not going
to succeed at everything
you try, and
that's okay.

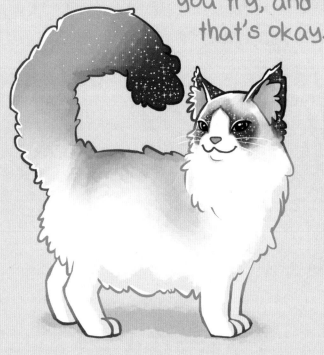

尝试过也许不一定会成功，
但是没关系，请继续加油！

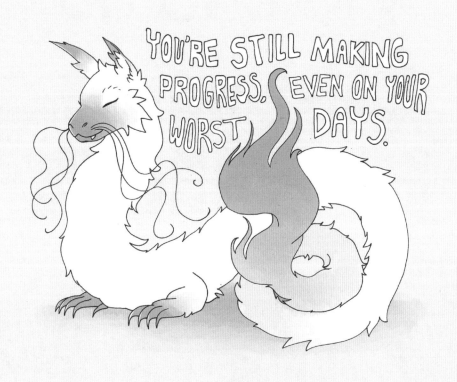

虽然有时情况很糟糕，
但你一直在进步。

there is no PERFECT way.
one
You're doing just fine.

完美的办法并不存在，
你的做法已经足够好！

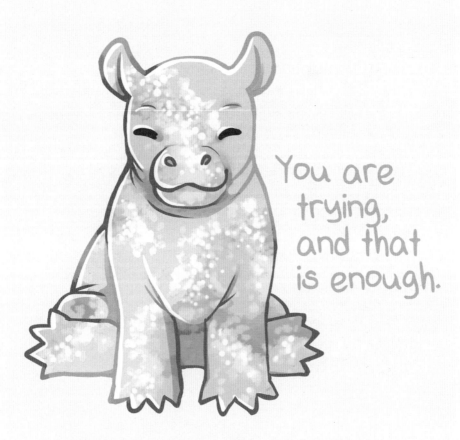

You are
trying,
and that
is enough.

你正在付出努力，这就足够了。

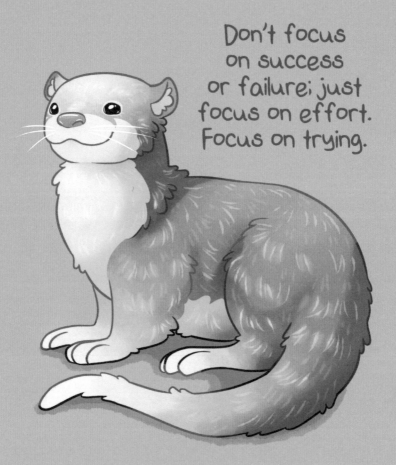

Don't focus
on success
or failure; just
focus on effort.
Focus on trying.

请不要过分关注结果是成功还是失败，
而要关注自己付出的努力和尝试的过程。

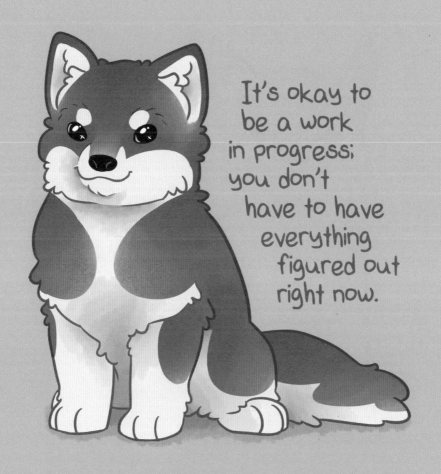

It's okay to
be a work
in progress;
you don't
have to have
everything
figured out
right now.

如果有些事情暂时未完成也没关系，
你无须现在就打理好一切。

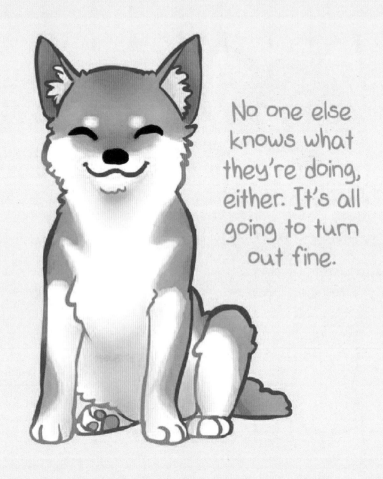

No one else knows what they're doing, either. It's all going to turn out fine.

不是每个人都知道他们在做什么，
但一切都会好起来的。

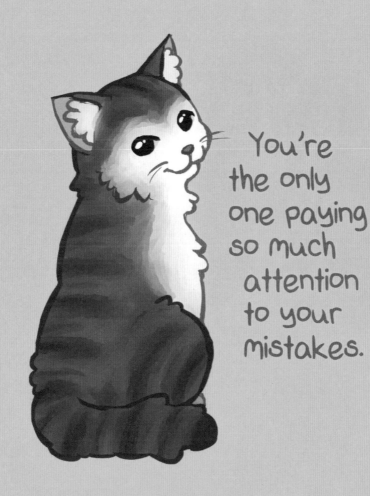

You're the only one paying so much attention to your mistakes.

只有你会对自己犯的错过于耿耿于怀。

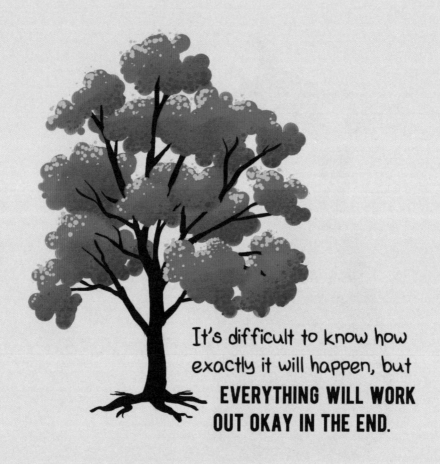

It's difficult to know how exactly it will happen, but **EVERYTHING WILL WORK OUT OKAY IN THE END.**

虽然无法预知未来，
但请相信一定会有好的结果。

如果你感到缺乏信心，我建议你尝试运用以下这些帮助过我的方法。

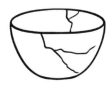

残缺也是美。

列出最近完成的五
件事情：
即使是微不足道的
小事。

告诉自己这很容易：
这是一种简单而有效
的破解大脑原有回路
的办法。

you

deserve

good

things

请时刻记住，
一切美好的事物
你都值得拥有。

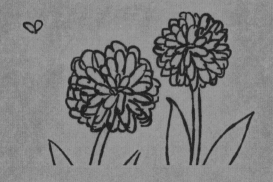

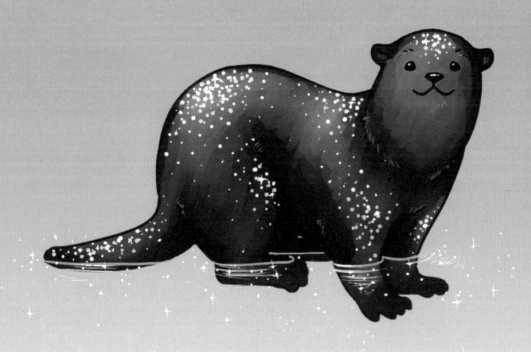

you deserve
to rest

你确实需要好好休息一下了。

you
deserve
to have what
you need

你值得拥有自己
所需要的一切！

（第三章）

当我感到沮丧的时候

你是否和我一样，大脑里总是充斥着强烈的负面声音？我似乎总有无穷无尽的消极想法。

我从小就是个焦虑的孩子，所以很难结交朋友，一离开照顾我的人，我就感觉很紧张。这让老师也很沮丧，他们认为我是个"问题孩子"。

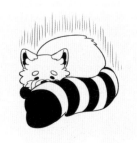

自我厌恶发生的场景

1. 当一个人发现自己的缺陷让自己和其他社会群体看起来不同的时候。

2. 当一个人的行为与自己的标准相悖的时候（羞愧）。

3. 当一个人感到违背了自己的道德标准的时候（愧疚）。

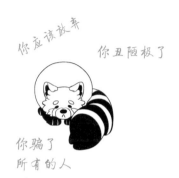

多么希望成年的我能与当时那个懵懂的我谈一谈，让她知道自己是个好孩子。虽然她感觉非常焦虑，但伤害她的并不是这种感觉，而是成年人对待她的方式。

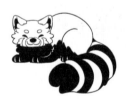

一些心理学家把它称作"关注自己的内在小孩"。老实说，我不知道这种方法的可信度有多高，但也是一个有趣的方法，即通过照顾我们内心脆弱、易受伤的部分来治愈自我厌恶的症状。

不管怎样，我认为要像对待朋友一样去对待自己。你会像和朋友说话一样与自己对话吗？在我们看到了自己脆弱、沮丧的一面的时候，我们也需要像对待朋友那样友善地对待自己。

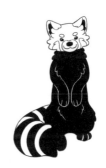

为了记录自己的抑郁，我开启了一个栏目，并将其命名为"最近的凯特"。一开始，我认为自己会收到很多负面的反馈，可结果你猜我发现了什么奇怪的事情？

当向别人敞开心扉谈论自己遇到的困难和不安全感时，人们的回应非常和善，他们甚至与我分享了他们的困惑。我没有觉得人们讨厌我，反而找到了与我有着共同困境的一群人。

有时候，当你展现自己最脆弱的一面时反而能引发其他人的共鸣。

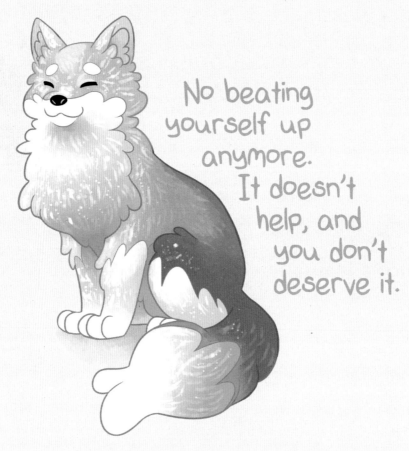

No beating yourself up anymore. It doesn't help, and you don't deserve it.

自责不仅无法帮助你，
而且你根本就无须这么做。

Here's a friendly reminder that the negative voice in your head is **not** you, and you are **actually completely delightful.**

你的大脑中关于自己的负面形象
并不是真正的你，
事实上，你令人非常愉悦。

No need to
be down on
yourself.

You've tried
your best, and
that's what
matters.

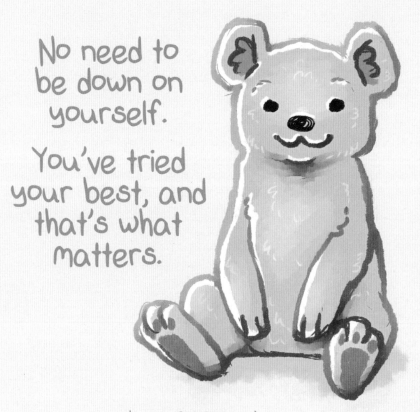

请不要再沮丧，
你已经倾尽全力，
这就足够了。

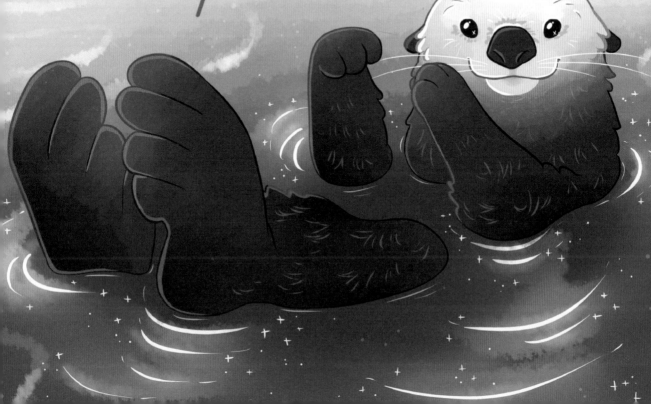

有时你可能会深感困惑，
但你比自己想象中坚强。

—IT'S OKAY TO STRUGGLE—

you are doing
better than you feel
like you are

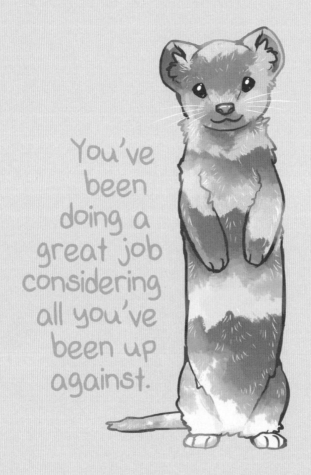

You've
been
doing a
great job
considering
all you've
been up
against.

你战胜了这么多困难，
你做得很不错。

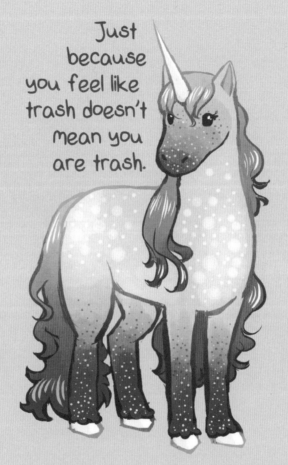

Just
because
you feel like
trash doesn't
mean you
are trash.

也许你感觉自己一无是处，
但事实绝非如此。

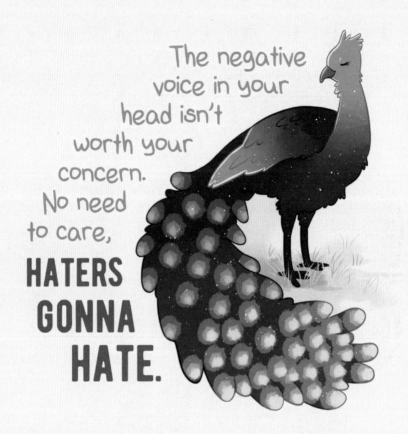

The negative voice in your head isn't worth your concern. No need to care,

HATERS GONNA HATE.

不要过度担心大脑中反复出现的负面想法，
否则你就会消极地看待一切事物。

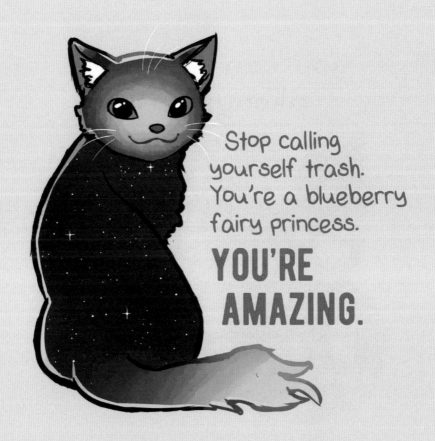

Stop calling yourself trash. You're a blueberry fairy princess. **YOU'RE AMAZING.**

不要再说自己没人待见，
你就像公主一样人人都爱。
你无与伦比！

you can
always afford
to be a bit
KINDER
to yourself

请试着对自己再好一点，
好吗？

千万别讨厌自己，事实上，你非常可爱。

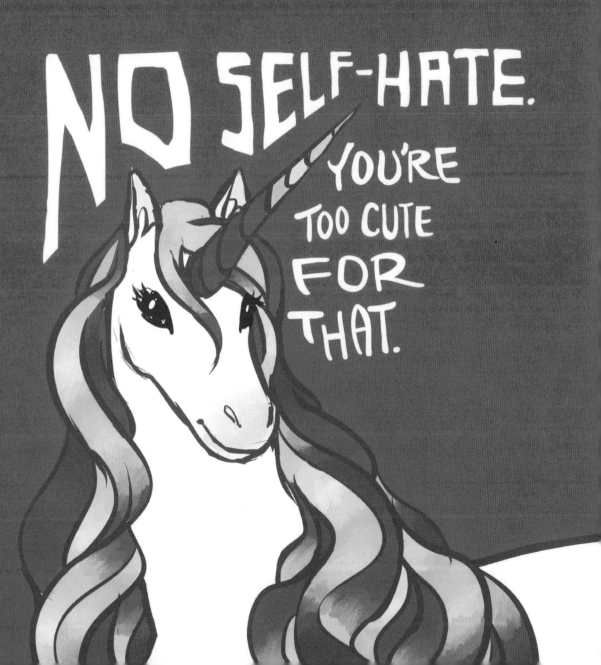

无论你的大脑在想什么，
你都值得拥有幸福的生活。

I don't care what
your mind says;

you deserve
to be happy.

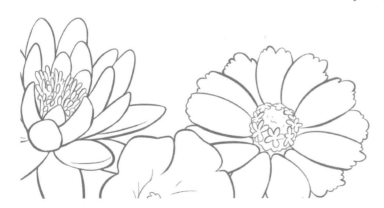

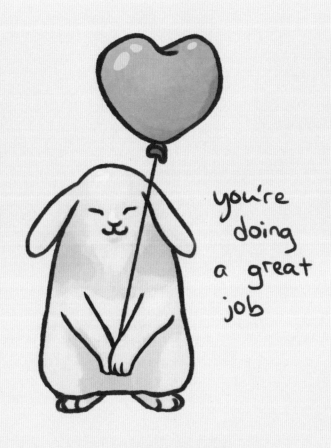

你表现得好极了！

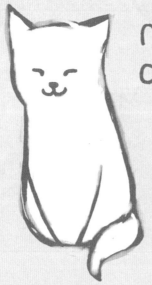

mistakes
are fine

they don't
make you
a bad person

犯错没什么大不了的，
这不会使你成为糟糕的人。

relapse
does not erase
your successes

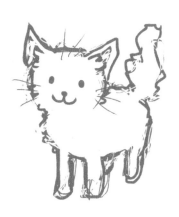

犯错并不能抹杀你的成功。

You can't change
anything about the past.

Focus on moving
forward,
always.

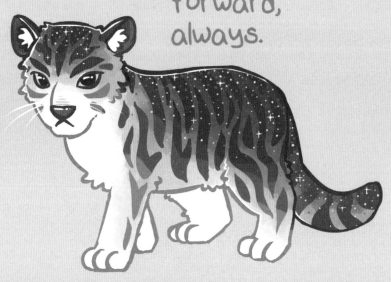

你无法改变过去的事情，
所以请专注于未来，努力前行吧！

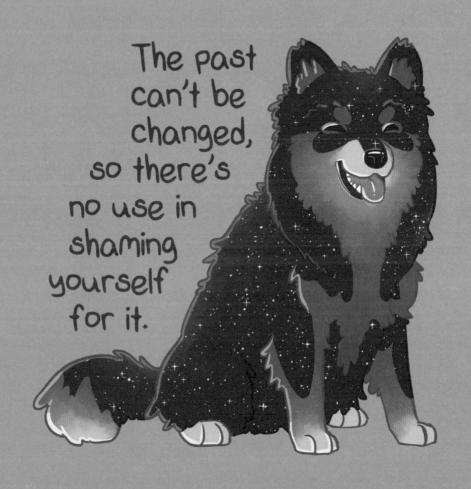

The past can't be changed, so there's no use in shaming yourself for it.

没有人能改写过往，
不要为曾经的行为而感到羞愧。

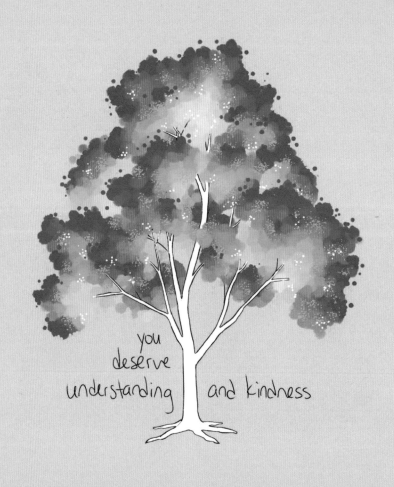

你理应得到他人的理解和善待。

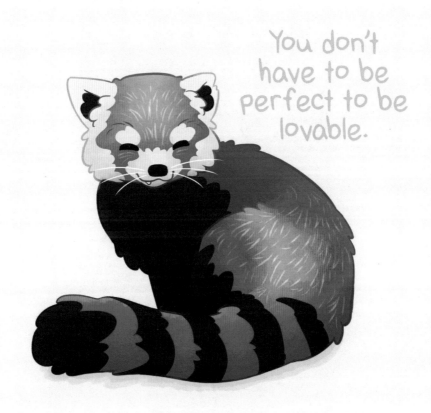

You don't
have to be
perfect to be
lovable.

你不需要为了得到他人的爱
而刻意追求完美。

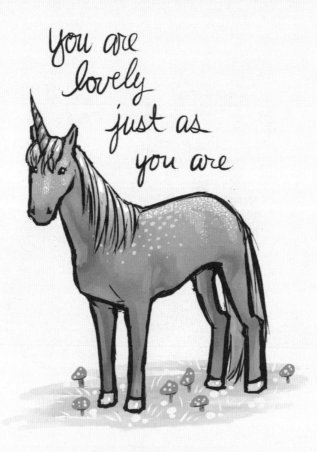

你是如此可爱。

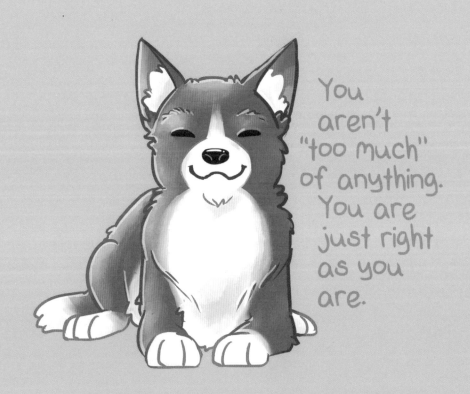

You aren't "too much" of anything. You are just right as you are.

你就是你，特别的你！

YOU'RE JUDGING YOURSELF TOO HARSHLY YOU'RE DOING FINE

请不要对自己这么苛刻，
你已经做得很棒了。

numbers
do not
decide
your worth
as a
person

请记住，你的价值不是简单的
数字可以衡量的。

you are made
of star stuff.

you are beautiful.

你像星星一样耀眼、漂亮、夺目。

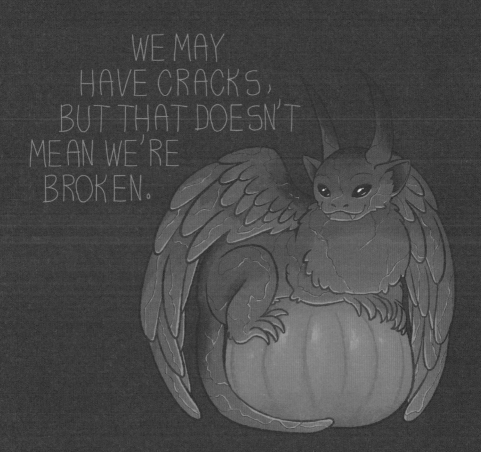

WE MAY
HAVE CRACKS,
BUT THAT DOESN'T
MEAN WE'RE
BROKEN.

或许我们会受伤，
但不意味着我们会被击垮。

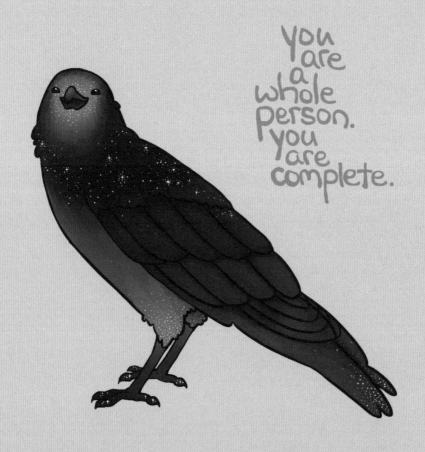

you
are
a
whole
person.
you
are
complete.

请记住，一直以来，
你都是一个身心完整而独立的人。

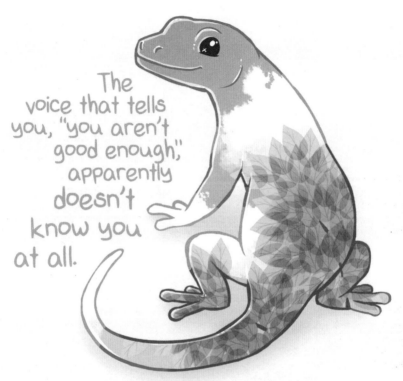

The voice that tells you, "you aren't good enough," apparently doesn't know you at all.

You're amazing.

如果有人说你"不够好"，
他显然不了解你，
你真的棒极了！

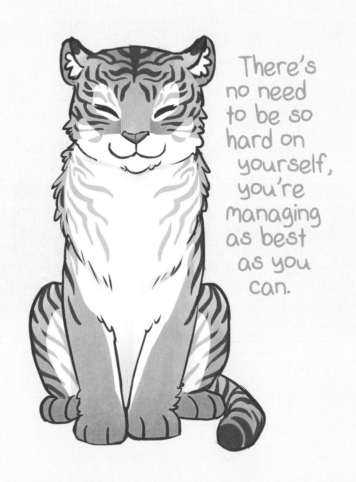

There's no need to be so hard on yourself, you're managing as best as you can.

不必如此自苦，
你一直都在努力成为最好的自己。

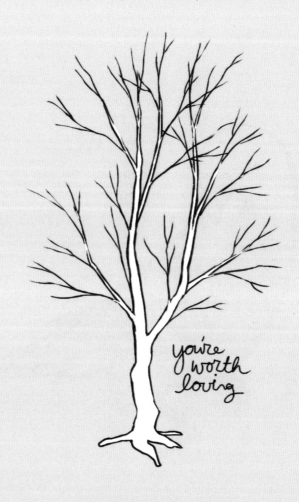

you're
worth
loving

你值得被人爱。

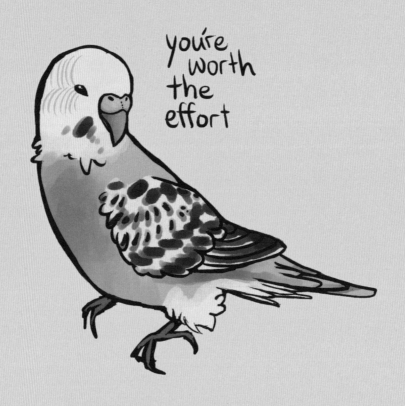

你的努力是值得的。

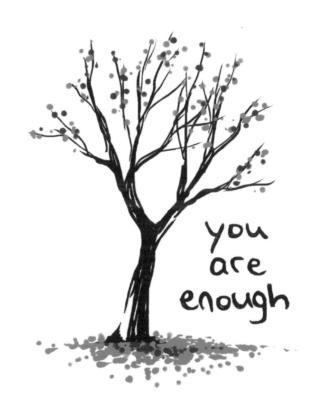

你已经很好了。

如果你因为厌恶自己而倍感挣扎，我建议你尝试运用以下这些帮助过我的技巧。

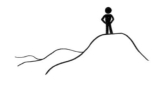

记录自己的
进步：
珍视前进中
的每一步。

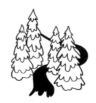

暂时远离社交
媒体：
人们总希望你能够
关注他们想让你看
到的东西，而那些
东西不一定总是真
实的或有益的。

用积极的口头禅
代替消极的自我
暗示：
可以用"我正在
竭尽全力"来代
替"我可能会失
败"。

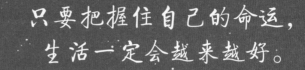

只要把握住自己的命运，
生活一定会越来越好。

Hold on to
your weird;
it makes life
infinitely
better.

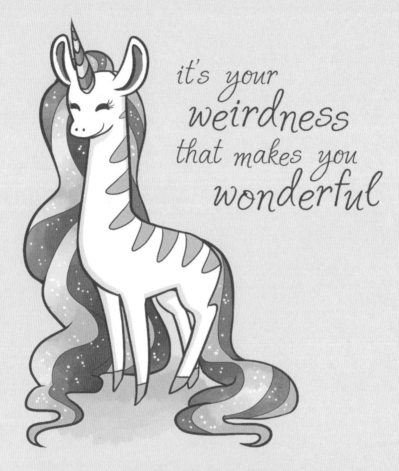

it's your
weirdness
that makes you
wonderful

正是你的与众不同
才会让你变得更美好。

请保持内心柔软。

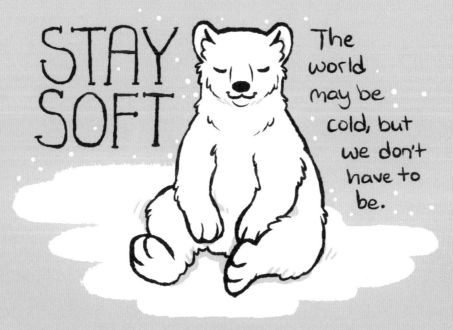

STAY SOFT

The world may be cold, but we don't have to be.

尽管这个世界可能是冰冷的，
但请不要冰冷地对待他人。

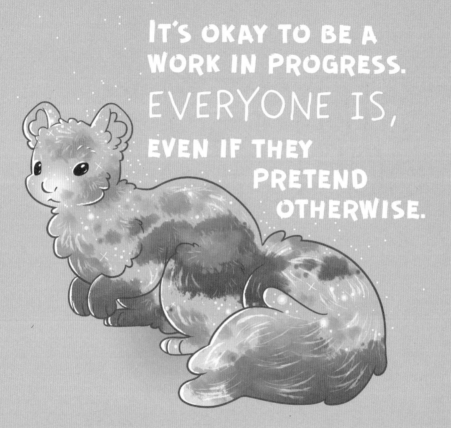

IT'S OKAY TO BE A
WORK IN PROGRESS.
EVERYONE IS,
EVEN IF THEY
PRETEND
OTHERWISE.

工作还在进程中也没什么大不了，
每个人都一样，
即便他们假装已经完成了。

暂时没有目标也没关系，
暂时保持现状也不要紧。

It's okay to
float along.
It's okay to

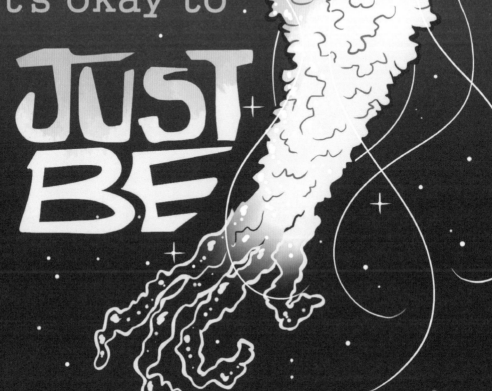

JUST
BE

（第四章）

当我感到不知所措的时候

当感到不知所措时，你通常会感觉很焦虑，对吧？这种感觉好像与焦虑症形影不离。

在接受了多次治疗之后，我开始能够慢慢地把某个情境逐步分解，而不是把它看成一个错综复杂的大难题。把情绪从情境中抽离出来，并客观地看待事物确实很难！

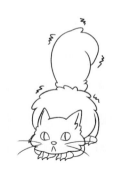

当感到不知所措时，我的应对技巧就是花时间思考一下我想做什么，然后朝着最有意义的方向迈出一步，之后再老老实实地一遍一遍重复去做，这听起来很简单，但确实有效可行。

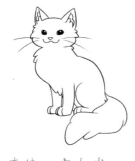

事情一定会发
生变化

有时候我也要征求他人的意见。我们偶尔都需要帮助，有时候我们需要的就是别人的意见。

如果需要同时处理很多任务，你肯定觉得某个小步骤起不到多大的作用，尤其是完成一个小任务还要花费很多时间的情况。事实上，进步是可以累积的，小步骤可以造就大成就。每当感到沮丧时，我就得提醒自己：如果我不做一些尝试的话，就将一事无成。你最近回顾过自己走了多远吗？我保证你一定在许多方面都取得了很大的进步。我敢打赌，你现在已经实现了很多从前自己觉得无法完成的事情。

另外，请不要对某些事情贴上"不可能"的标签，例如"我不能做这件事，因为＿＿＿""我知道我没有能力做＿＿＿""我不知道＿＿＿怎么做，所以就别试了"。这是一种抑郁的症状，经常伴随着严重的焦虑感。你不知道自己到底能做什么，这会让你感觉自己简直太愚蠢了。

当我们感到不知所措时，可以怎么做呢？

1.停下来，感受一下自己的呼吸，让心律恢复到正常水平，如果需要的话，大哭一场。

2.简化：当前的整体目标是什么？达成这一目标的第一步是什么？

3.取消所有非必须做的事情：学会说"不"，为自己和他人设立边界，管理好自己的时间和重要目标。

4.如果需要，稍作休息。我们都需要休息的时间，如果不给自己时间缓冲，你会把自己弄得精疲力竭。

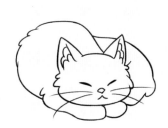

5.认可自己的进步，给自己奖励。

对我来说，我的首要任务就是不让自己陷入焦虑和恐惧中。

我必须面对那些让自己感到不安和不知所措的事情，坦然地应对挑战，从而过上自己期待的生活。

不知所措表明你正在努力；不知所措表明你不满足于停滞不前；不知所措表明是时候做出改变了。

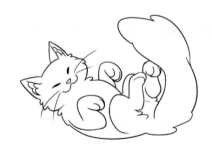

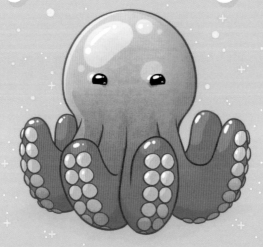

尽管去尝试吧!

just try

IT'S OKAY IF IT'S NOT AS GOOD
AS YESTERDAY

只要尝试就好，即便结果不一定
会更好，也没什么大不了。

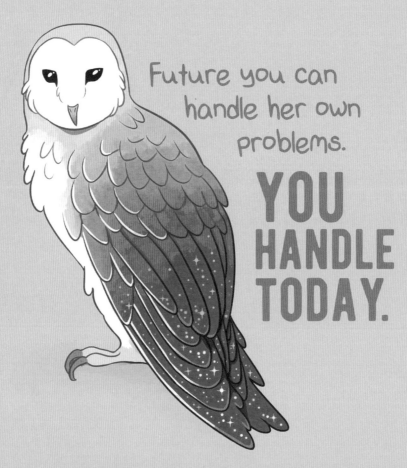

Future you can
handle her own
problems.

YOU
HANDLE
TODAY.

未来的事情请交由未来解决，
你只需要把握住今天就好。

You are capable.
You can do this.

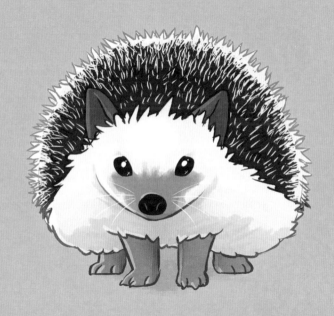

你有无限潜能，
请相信自己一定可以做到。

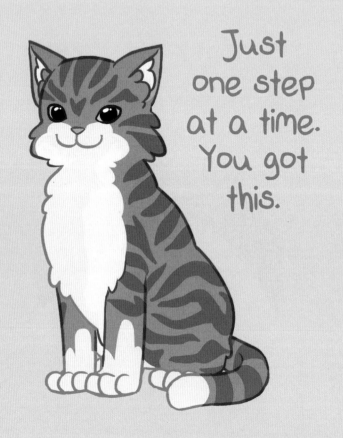

Just
one step
at a time.
You got
this.

每次可以从点滴小事做起。
你能行。

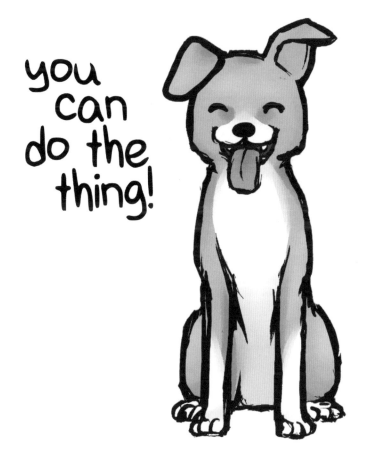

你能做到！

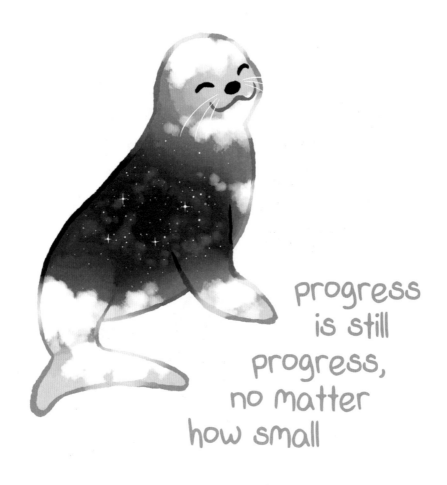

progress
is still
progress,
no matter
how small

进步没有大小之分。

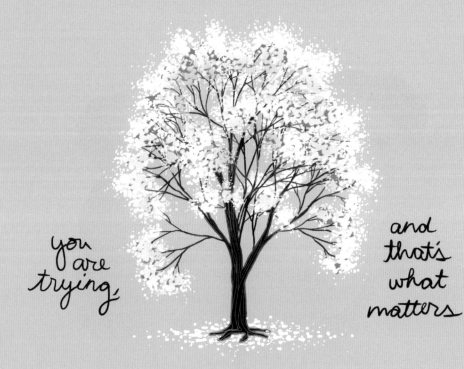

you are trying

and that's what matters

你正在付出努力，
这才是最重要的。

Whatever you manage to
do today will be enough.

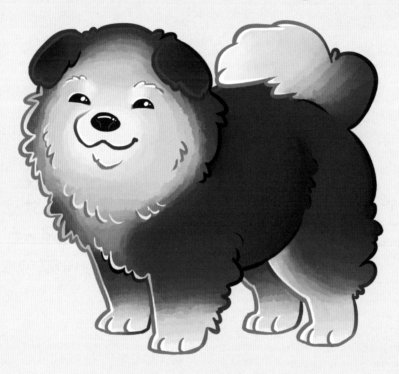

今天努力了就足够了。

请务必竭尽全力去完成每一件事。

Trying your best is all that matters.

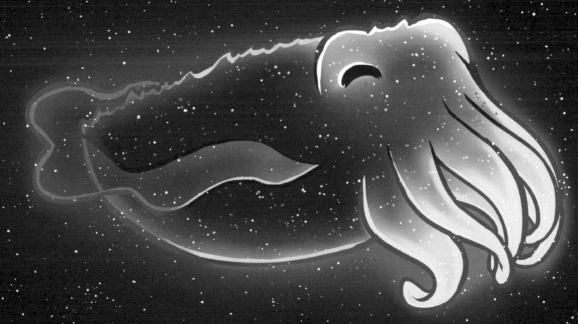

那么一切都将会水到渠成。

The rest will fall into place.

your speed
doesn't matter,
forward
is
forward

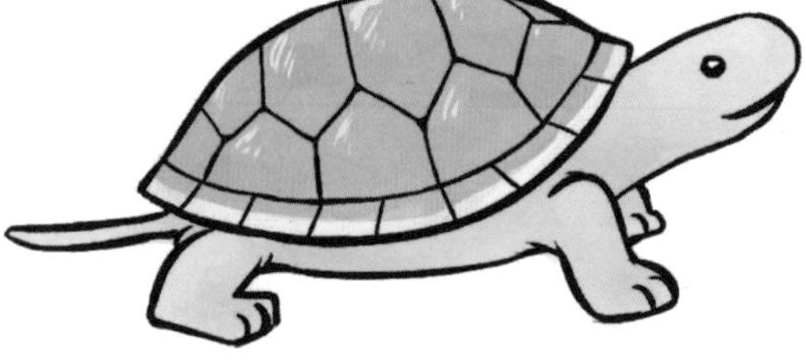

比起速度，进步才更重要。

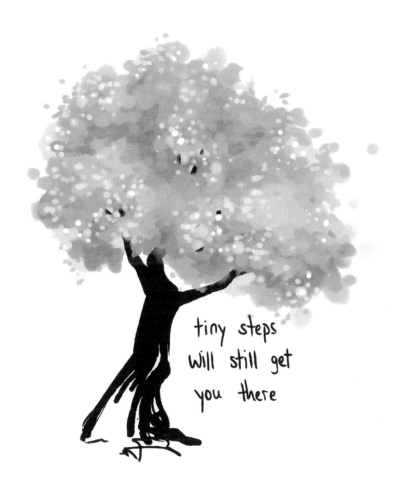

tiny steps
will still get
you there

积跬步也能至千里。

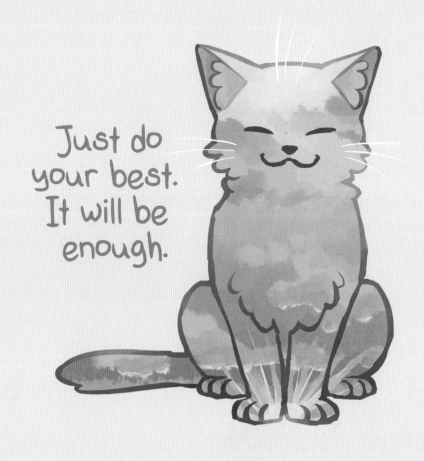

Just do
your best.
It will be
enough.

尽力而为，这就足够了。

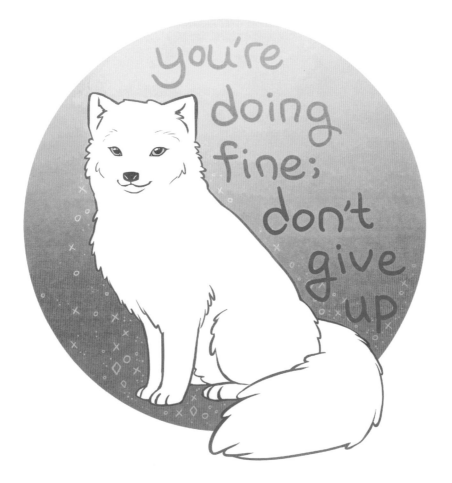

你已经向前迈进了一大步，
请不要轻言放弃。

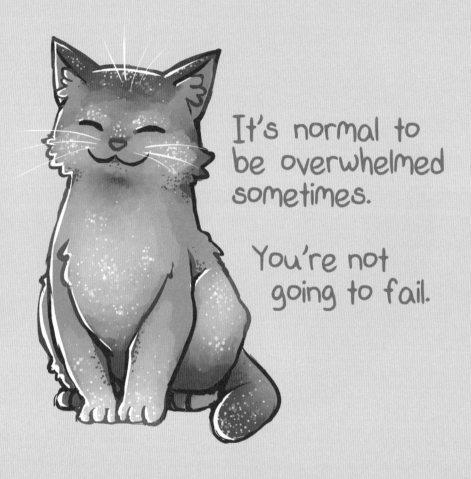

It's normal to
be overwhelmed
sometimes.

You're not
going to fail.

偶尔感到不知所措在所难免，
但这不代表你一定会失败。

There's
no rule
that says
you have
to have
everything
figured out
right now.
Every step
forward is
progress.

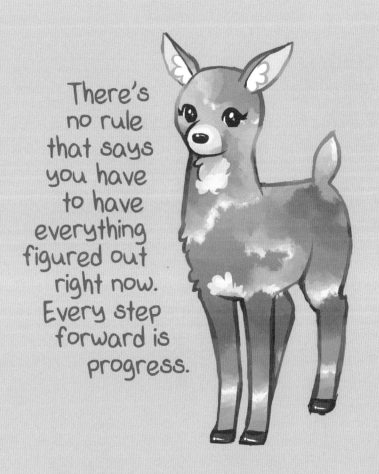

你无须一次解决所有难题，
每向前一步都是进步。

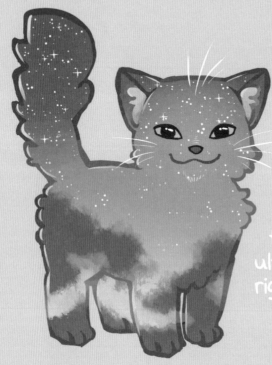

It's okay to take things on as you feel ready. You don't have to be your ultimate self right now.

请做好准备，
然后迎接那个更好的自己。
你不必现在就成为最终的你。

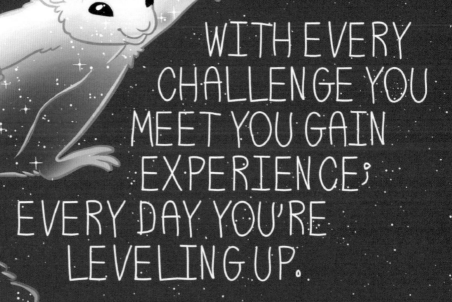

WITH EVERY
CHALLENGE YOU
MEET YOU GAIN
EXPERIENCE;
EVERY DAY YOU'RE
LEVELING UP.

每次挑战都是一段
难得的经历，
致敬进步的每一天。

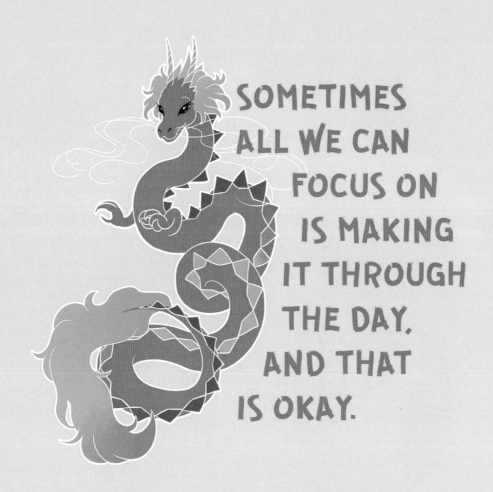

SOMETIMES
ALL WE CAN
FOCUS ON
IS MAKING
IT THROUGH
THE DAY,
AND THAT
IS OKAY.

专注于当下就是最好的选择。

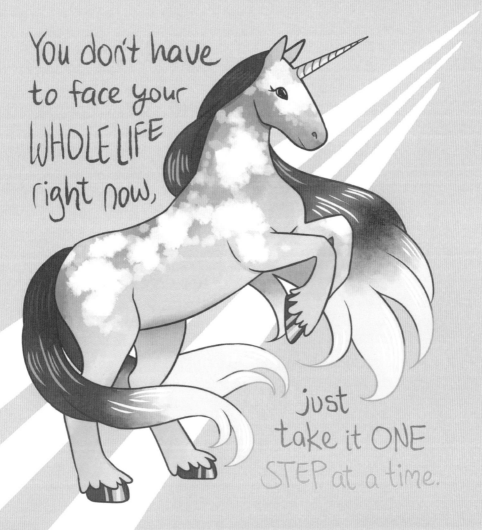

每次努力迈出一小步就好，
你无须现在就面对整个人生。

You don't have
to face your
WHOLE LIFE
right now,

just
take it ONE
STEP at a time.

暂时没有目标也没关系，
你不需要现在就把整个人生都规划好。

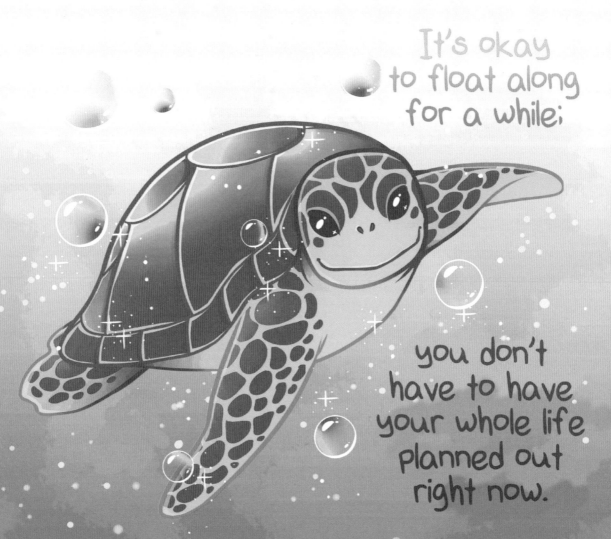

It's okay
to float along
for a while;

you don't
have to have
your whole life
planned out
right now.

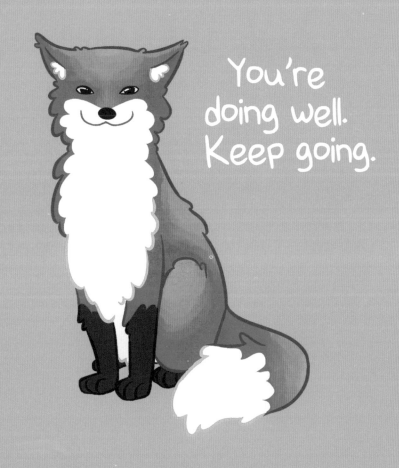

You're
doing well.
Keep going.

你很棒，请努力前行。

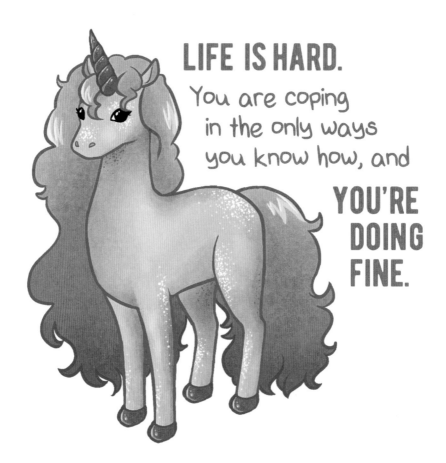

LIFE IS HARD.
You are coping
in the only ways
you know how, and

**YOU'RE
DOING
FINE.**

生活不易，
你在用自己的方式应对，
而且你做得不错。

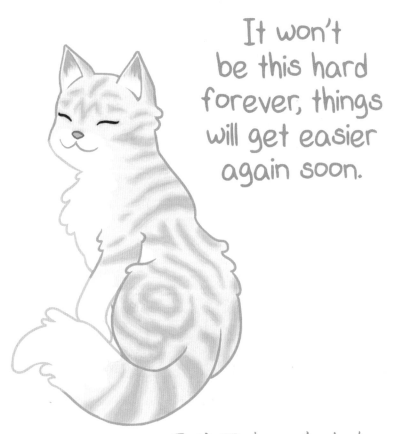

It won't
be this hard
forever, things
will get easier
again soon.

困境不会一直存在，
一切都会好起来的。

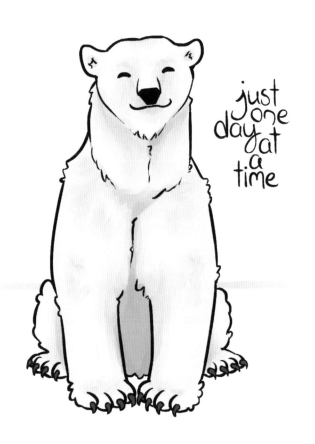

just
one
day at
a
time

你只需要过好当下的每一天。

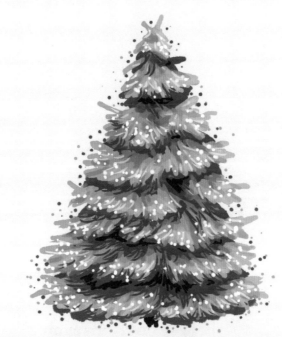

You're trying so hard.
That means something.

所有的努力都有意义。

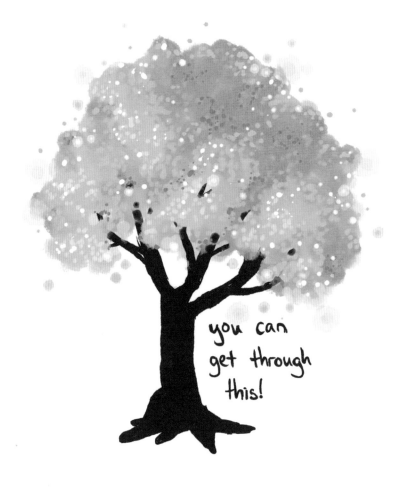

你一定不会被眼前的困难打倒。

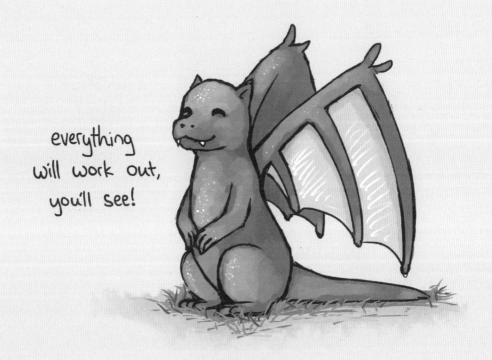

如果你感觉不知所措，并为此而挣扎，我建议你尝试运用以下这些帮助过我的技巧。

尽己所能：
不要追求完美，
尽力去做你能做
到的事情就好。

深呼吸：
慢慢地呼吸，让
你的全身放松。

简化：
只专注于今天需要
完成的事情就好。

You need to give
yourself time to heal,

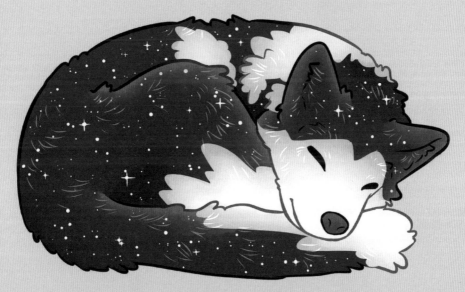

no matter how long that
ends up being.

你应该给自己疗愈的时间，
无论需要多久。

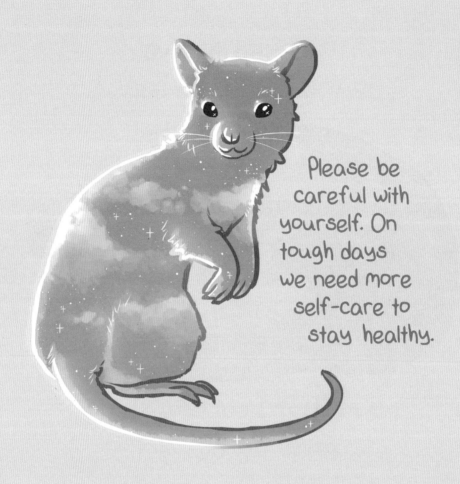

Please be
careful with
yourself. On
tough days
we need more
self-care to
stay healthy.

请善待自己，在艰难的日子里，
我们更需要好好照顾自己。

please take time to
recharge yourself today

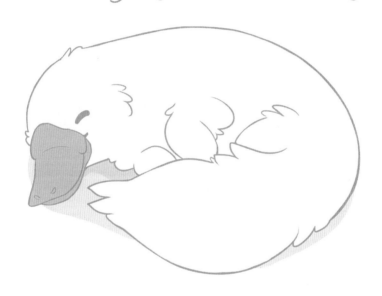

今天，请记得给自己充电。

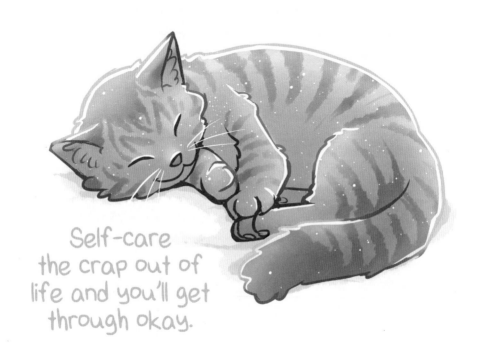

Self-care
the crap out of
life and you'll get
through okay.

在不好过的日子里照顾好自己，
你一定能够渡过难关。

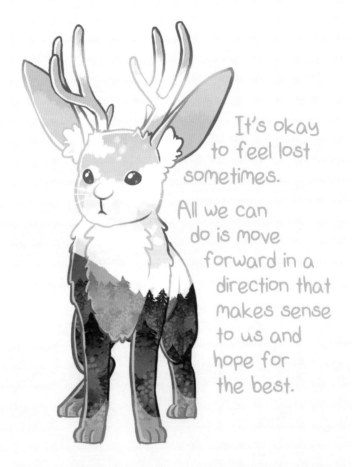

It's okay
to feel lost
sometimes.

All we can
do is move
forward in a
direction that
makes sense
to us and
hope for
the best.

偶尔感到迷茫也没关系，
我们只需要朝着有意义的方向努力，
并期待美好的未来。

如果想独处，
就请留一些私人时间给自己。

It's okay to want to be alone.
It's okay to take time for
yourself.

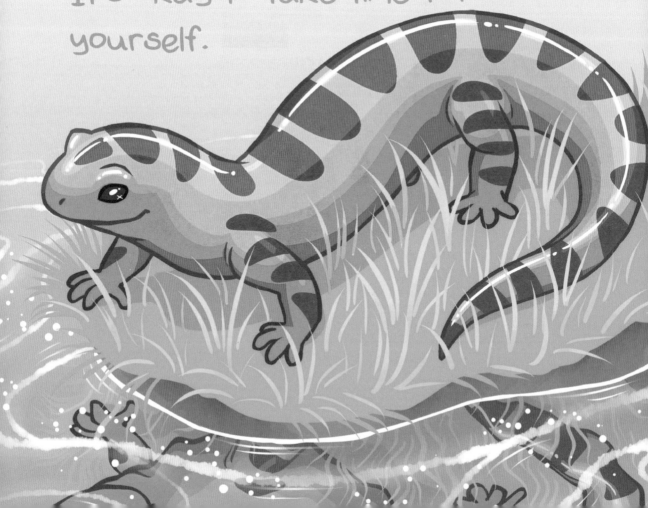

（第五章）

当我感到绝望的时候

首先，感到绝望只是反常的大脑做出的不正常的反应，它就像一个漏洞、一个小故障。

当感到绝望的时候，我必须立刻提醒自己："你现在很沮丧，你只是暂时陷入了抑郁的症状。"这是一种隐形的情绪，会让人感到难以承受并完全深陷其中，并且觉得等待自己的只有痛苦。

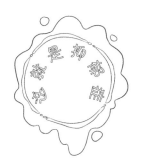

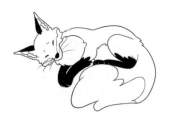

接受了多年的治疗后我才意识到，感到绝望只代表

我的精神防御系统暂时失效，而我所有的应对技巧也不足以应付当下的挑战。所以，绝望并不代表生活很糟糕或是问题无法解决。它只是大脑发出来的一种奇特的信号，它只是想告诉我没有好好照顾自己，此时我需要寻找外界的帮助，与他人建立联系。

最近我
一直都
睡不好

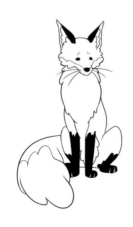

对我来说最重要的心理健康检查清单

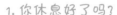1. 你休息好了吗？

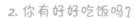2. 你有好好吃饭吗？

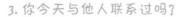3. 你今天与他人联系过吗？

如果以上任何一个答案为"否"，我就知道需要更好地照顾自己了。这代表我的防御能力减弱了，我很容易陷入严重的抑郁状态。

此时，你将花费一半的精力来照顾自己的大脑。

然而，对想法进行分类和排序并不能消除情绪的影响。如果你现在感到绝望，你要知道这种感觉一定会消失。每当你觉得对生活充满绝望时，你也会很快重新拥有美好的时光。

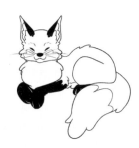

EXHALE. TAKE A DEEP BREATH.

Many people have survived
exactly what you are now facing.

You are not alone, and you are
just as strong as they were.

YOU WILL SURVIVE THIS.

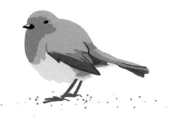

呼气：请做深呼吸
很多人都经历过你现在所面临的情况。
你并不是独自一人，你会像其他人一样强大，
你一定会顺利渡过难关。

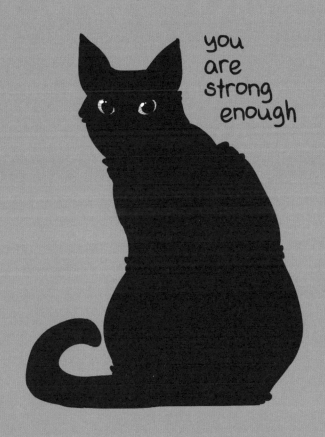

you
are
strong
enough

你足够强大。

DEPRESSION LIES.

抑郁会蒙蔽你的双眼。
没有任何一种情况是会
一成不变的，
你也不会一直深陷在无
助的状态中。

There is no
circumstance that
is unchangeable.
There is no
situation that
is ever hopeless.

你已经成功度过了至今为止的每一天。

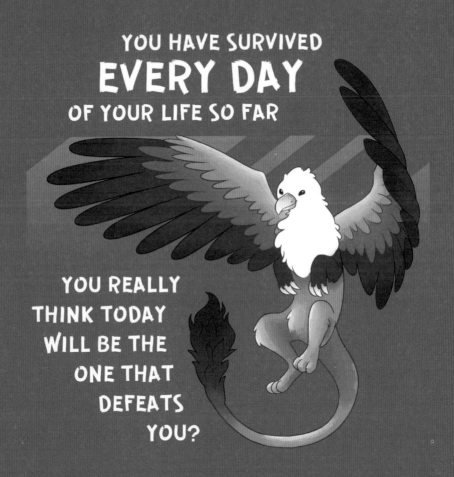

YOU HAVE SURVIVED
EVERY DAY
OF YOUR LIFE SO FAR

YOU REALLY
THINK TODAY
WILL BE THE
ONE THAT
DEFEATS
YOU?

你真的认为自己会被眼前的困难打败吗？

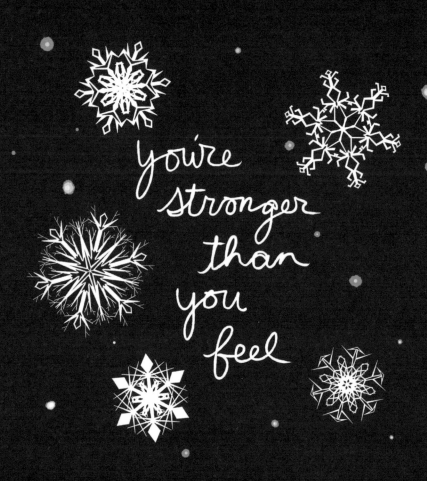

you're
stronger
than
you
feel

真正的你要比自己感觉的更强大。

All difficult days end.
You will get through this.

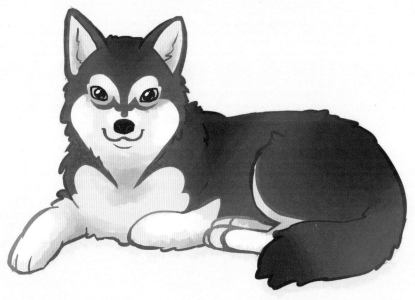

艰难的时光总会过去，
你一定会安然无恙。

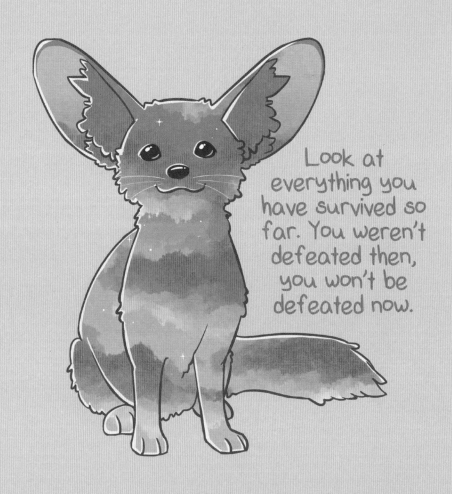

Look at everything you have survived so far. You weren't defeated then, you won't be defeated now.

你之前顺利渡过了那么多难关，
现在的你同样也不会被困难打倒。

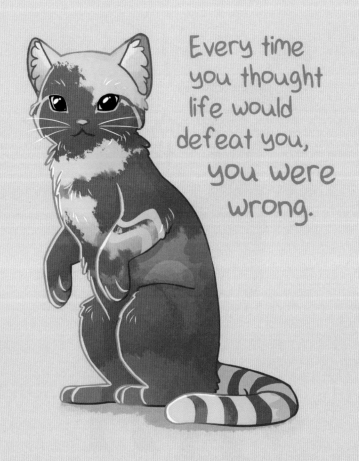

Every time
you thought
life would
defeat you,
you were
wrong.

每当你感觉自己要被生活吞噬的时候，
其实都是你的错觉。

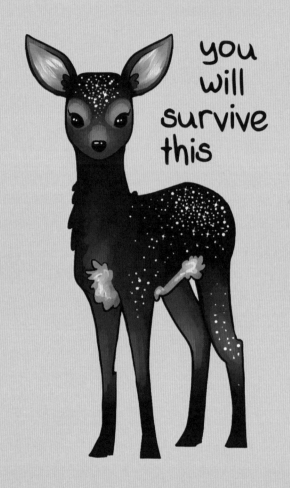

you
will
survive
this

这一次，你也一定会挺过去的。

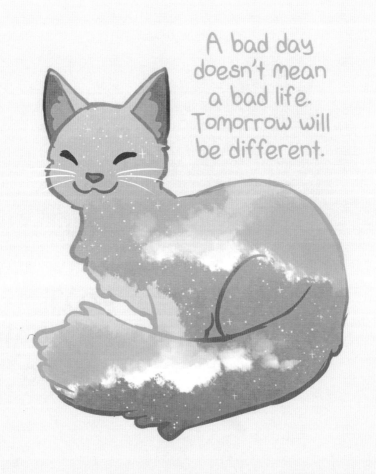

A bad day
doesn't mean
a bad life.
Tomorrow will
be different.

糟糕的一天不代表你的生活就会一直如此，
明天是崭新的一天。

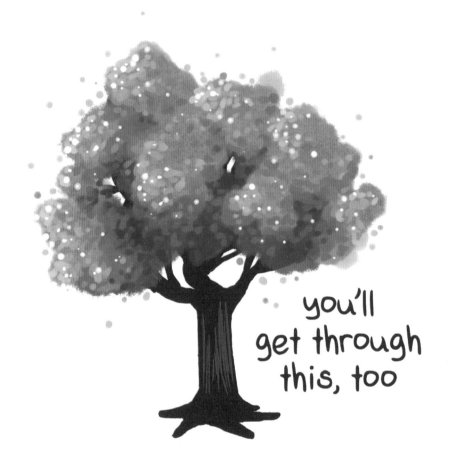

you'll
get through
this, too

这次你也能安然无恙。

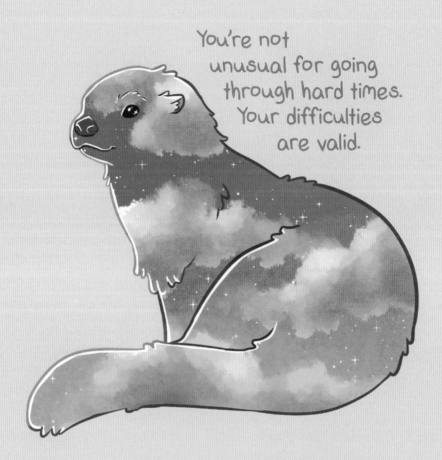

You're not
unusual for going
through hard times.
Your difficulties
are valid.

经历人生低潮很正常，
而你的困境也真实存在。

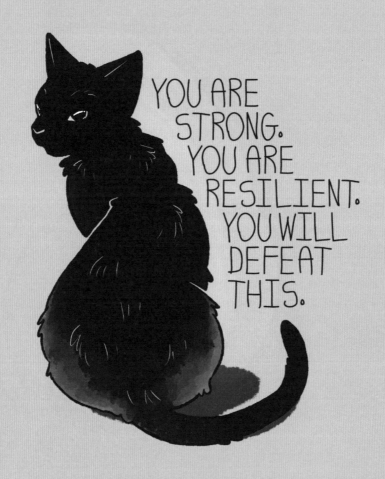

YOU ARE STRONG. YOU ARE RESILIENT. YOU WILL DEFEAT THIS.

你强大而有韧性，
你一定会取得成功。

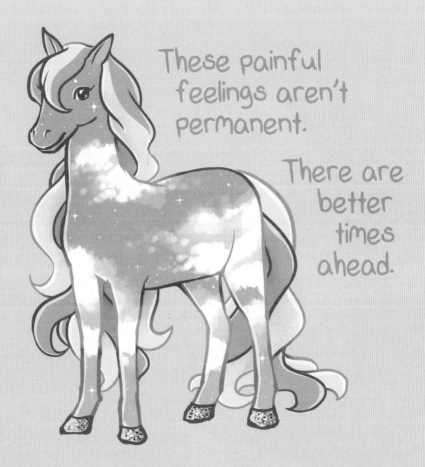

These painful
feelings aren't
permanent.

There are
better
times
ahead.

痛苦不会长久存在，
请期待美好的未来。

春天一定会再来。

spring will always come again.

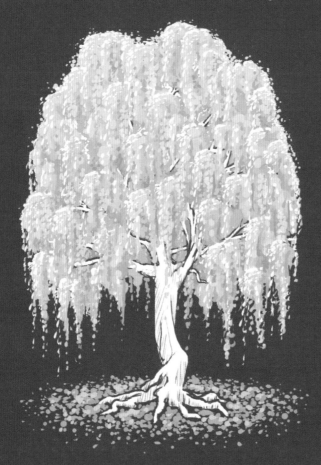

No hardship lasts forever.

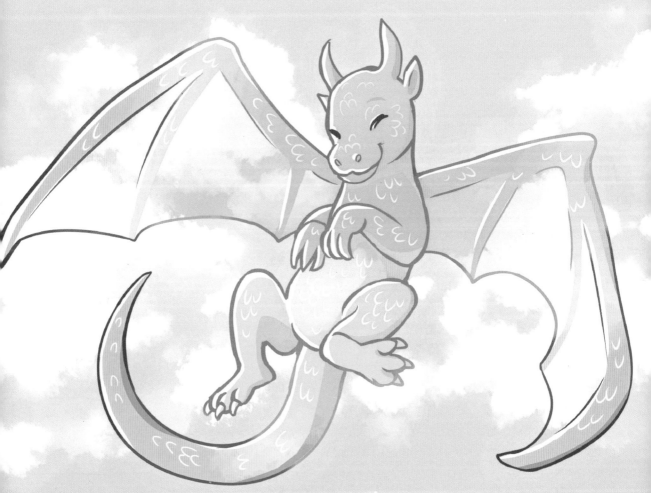

There
are better times ahead.
苦难不会永远持续下去，你总会迎来美好的时光。

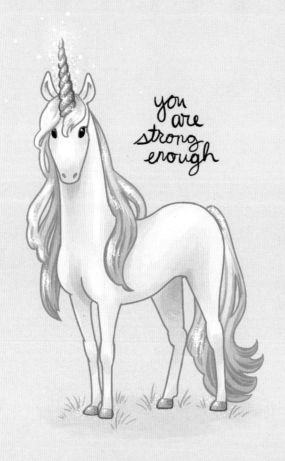

你很强大，
请相信自己。

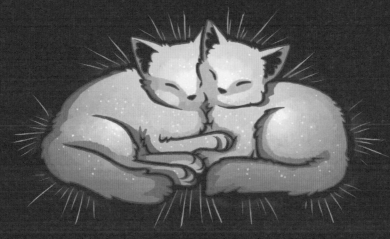

HURT IS NOT THE
SAME AS HOPELESS.

NO AMOUNT OF SADNESS OR
SICKNESS CAN SWALLOW THE
LIGHT INSIDE OF US.

受伤和绝望可不一样。
记住，悲伤和疾病都无法吞噬
我们内心的光芒。

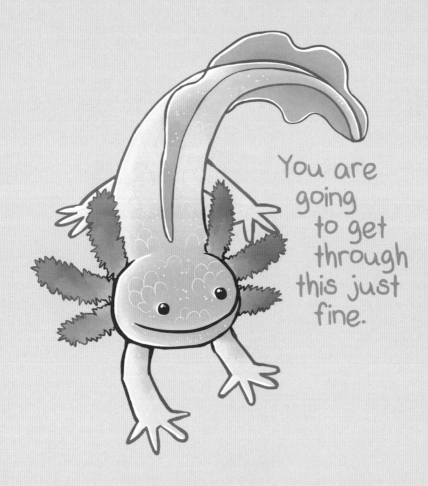

You are
going
to get
through
this just
fine.

你会平安渡过一切困境。

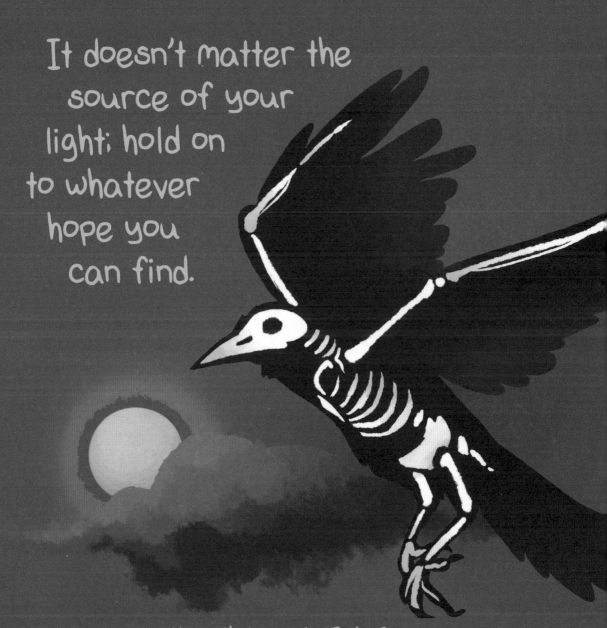

It doesn't matter the source of your light; hold on to whatever hope you can find.

无论你的希望之光源自哪里，
请倾尽全力去寻找并牢牢抓住它。

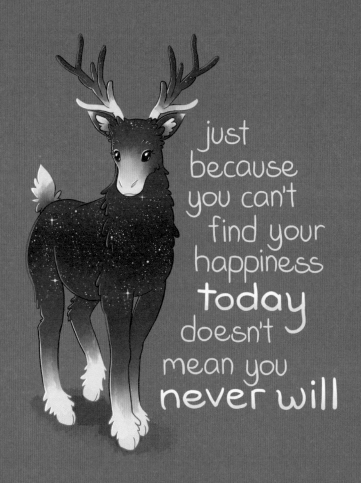

just
because
you can't
find your
happiness
today
doesn't
mean you
never will

也许今天你尚未找到自己的幸福，
但在未来总会找到的。

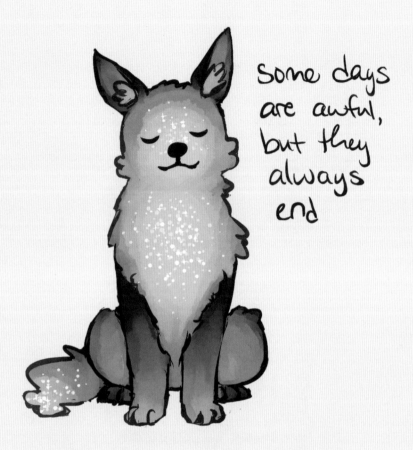

some days
are awful,
but they
always
end

尽管你也有不顺心的时光，
但它们终将成为过眼云烟。

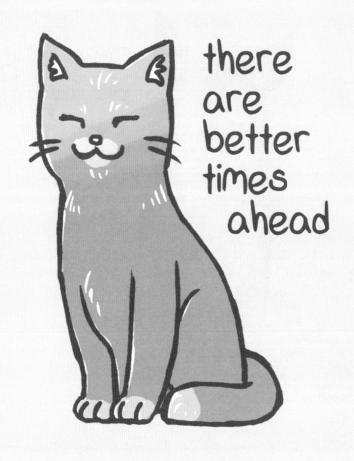

there
are
better
times
ahead

前方有更美好的未来等着你。

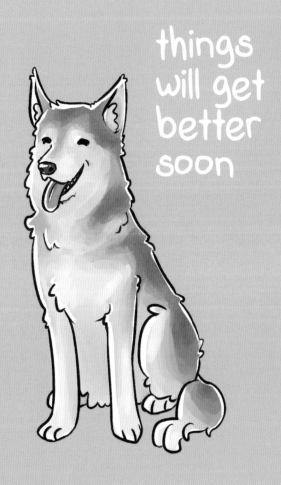

things
will get
better
soon

事情很快就会有所好转。

如果你感到绝望，我建议你尝试运用以下几种应对技巧。

好好哭一场：
大脑释放出来
的化学物质有
时会让你感觉
更好。

不要试图现在就
解决一切问题：
把顺利度过当下
当作你的第一要
务。

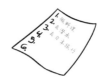

列出你还没有尝试
过的事情：
尝试新事物会给你
带来全新的视角。

those who don't respect you
don't deserve you.

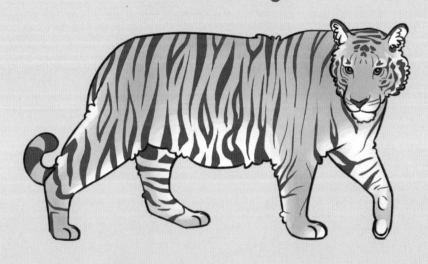

那些不尊重你的人
也不配获得你的尊重

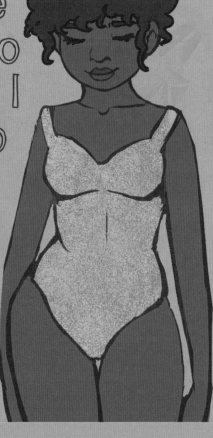

There is no one I need to change for

except myself.

我只需要
为自己做
出改变。

他不一定很坏，
他也不一定会害你。

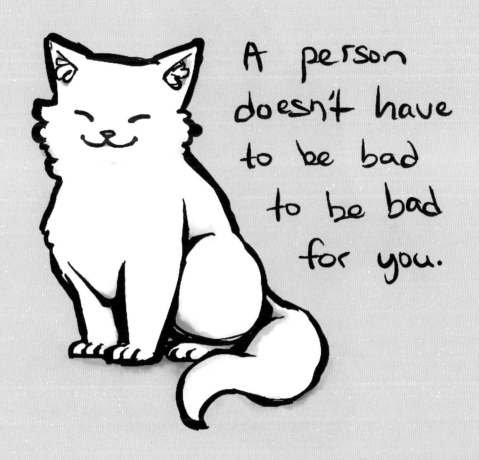

A person
doesn't have
to be bad
to be bad
for you.

宁愿独自一人，
也好过被人虐待。

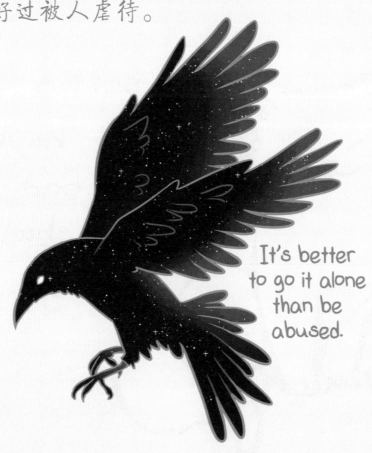

It's better
to go it alone
than be
abused.

若有人对你不好，
你也无须委曲求全。

You
don't have
to settle for
anyone who
treats you
poorly.

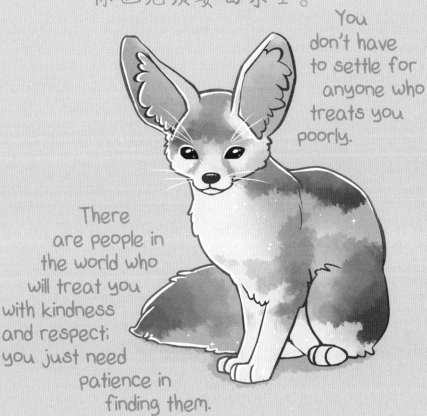

There
are people in
the world who
will treat you
with kindness
and respect;
you just need
patience in
finding them.

世上总有人会和善地对待你并尊重你，
你只要耐心地等待他们出现就好。

（第六章）

当我感到糟糕透顶的时候

如果阅读这部分内容时，你正在经历糟糕的感觉，我非常理解，因为我知道这种濒临崩溃的感觉，更知道情绪能够再次恢复正常。

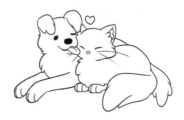

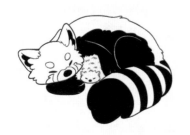

当你的情绪陷入低谷时，通常会引发另外一个问题，但这不代表境况会令你绝望，也不意味着你会永远受困于这种情绪当中，当然，更不代表以后的生活会越来越糟糕。

对我来说，情绪陷入低谷意味着产生自杀的念头（大脑中闪过自杀的想法或是被自杀的想法占据）。在我不知所措时，我通常会出现这样的想法。但重要的是要知道这些情况是暂时的。虽然我每次都觉得世界就要毁灭，大脑中充满了痛苦的感觉，无法感受到与他人的联结，感受不到他人的爱意，也丝毫没有知足感和安全感，但事实上，这些想法都是假象，是我的精神出现了问题，导致大脑无法正常工作。

每一段痛苦的
时光都会过
去，也包括这
一次

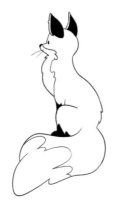

我第一次产生自杀的念头是在 13 岁的时候，好像我的大脑中一合成这种有害的化学物质，自杀的念头立刻就会蹦出来一样。从青春期开始，尽管我小心翼翼地在脸上堆满笑容，但我时不时就会想结束自己的生命。

终于，在 18 岁时，我因为尝试自杀住进了医院。虽然这次医院之行对我并没有多大帮助，但也让我有了一些不一样的想法。我觉得在糟糕地结束自己的生命之前，至少要好好改变一下我的生活，真正尝试过上我认为值得拥有的生活。

每个人都需要找到让自己继续活下去的理由。对我而言，就是既不要伤害别人，又能让自己享受其中的生活。或许我可以创建一个自己不想逃离的现实情境。

如果此时你正被自杀的念头所困扰，请记住"活着"是你当前的首要任务，你需要寻找任何能够帮助自己的办法，可以与朋友坦诚沟通，使用聊天服务或是拨打热线电话。从现在开始，请暂时搁置所有其他的任务和目标，以保证自己能够继续活下去。

你值得拥有更好的明天！我保证，事情绝对不会像你想的那样糟糕。

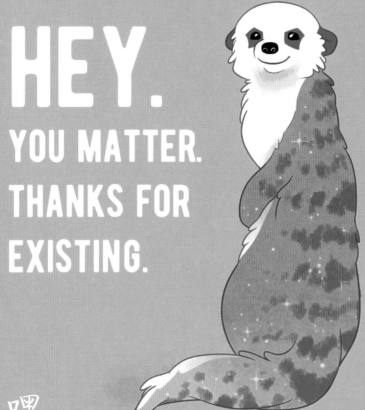

HEY.
YOU MATTER.
THANKS FOR
EXISTING.

嘿，
你很重要，
有你真是太好了。

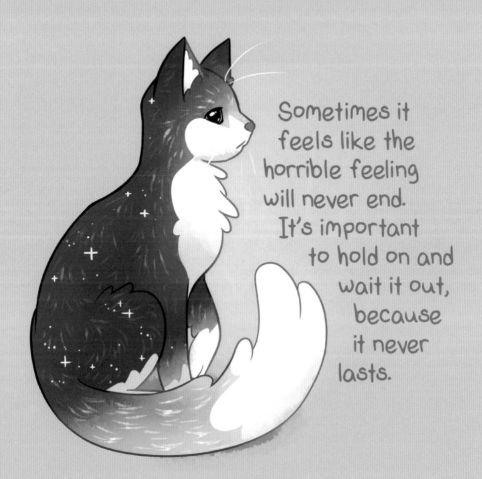

Sometimes it feels like the horrible feeling will never end. It's important to hold on and wait it out, because it never lasts.

有时，
这种恐怖的感觉就好像会一直存在一样，
此刻请坚强地等待下去，
因为它不会永远伴你左右。

don't
give
up

无论如何，千万不要放弃。

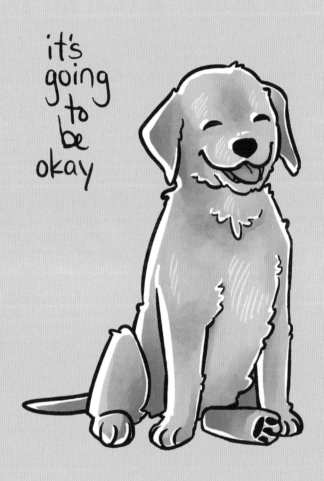

一切都会好起来的。

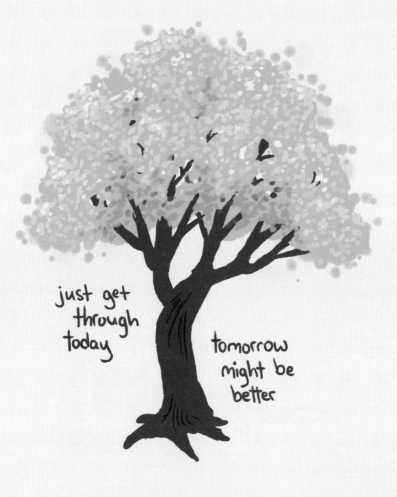

过了今天，
明天可能会更好。

此刻虽然艰难，
但请珍视生命，
因为它意义非凡。

your life is
important and
worth more than
this difficult
moment

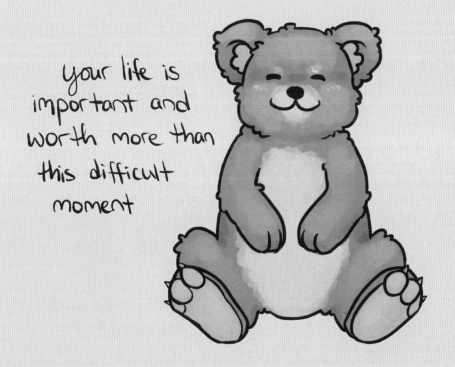

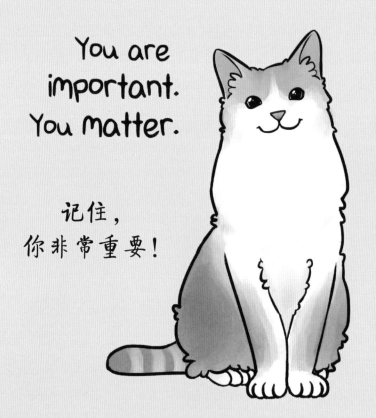

Everything changes,
nothing is permanent.

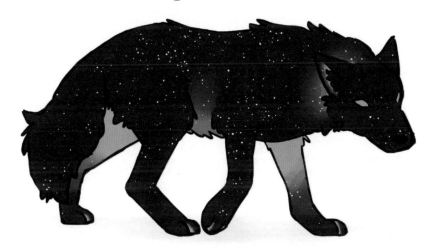

Don't throw your life away for
a temporarily terrible time.

事情随时都在发生变化，
千万不要因为一时糟糕的状况
而放弃自己的生命。

抑郁只是骗人的假象。

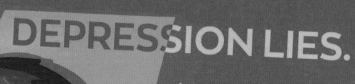

DEPRESSION LIES.

1. You are loved.
2. You are needed.
3. You **will** have good times again.

1. 有人爱着你。
2. 有人需要你。
3. 你会再次拥有美好的时光。

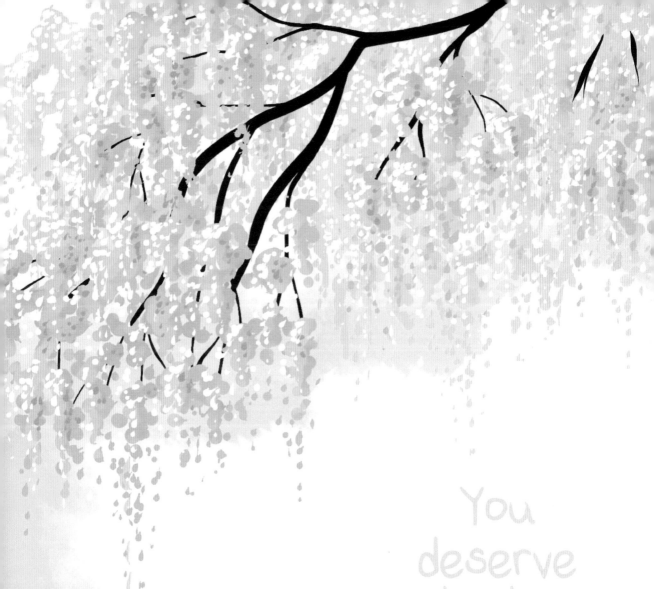

You
deserve
to be here.

不管怎样，
你都值得活在这个世界上。

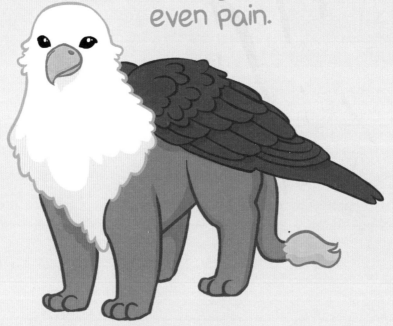

Nothing lasts forever.
Everything is temporary,
even pain.

You can get through this.

痛苦只是暂时的，
你一定会安然度过当下。

Times may be bad, but that
doesn't mean things can't
get better.

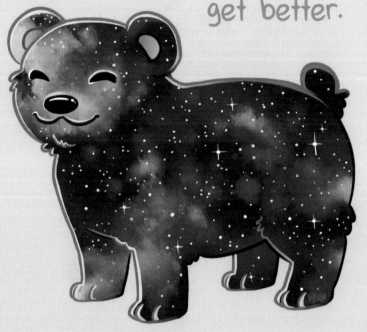

也许此刻真的很艰难，
但事情一定会出现转机。

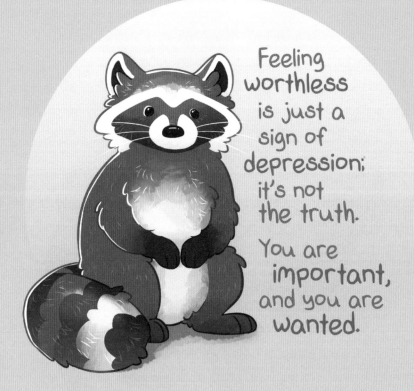

Feeling
worthless
is just a
sign of
depression;
it's not
the truth.

You are
important,
and you are
wanted.

如果你感觉自己一无是处，
也许只是因为你抑郁了。
事实上，你很重要，
你身边的人都很需要你。

虽然你感到孤独，
但还是有人在爱着你。

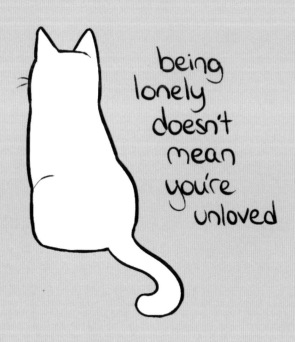

being
lonely
doesn't
mean
you're
unloved

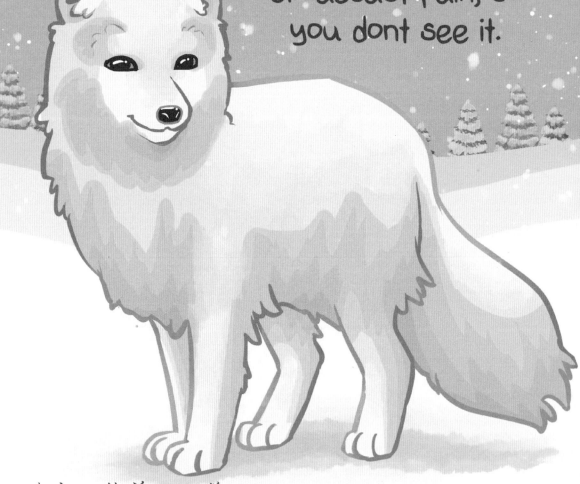

You're never as alone as you think you are.

People tend to not broadcast pain, so you dont see it.

其实，你并不孤单。
人人都有自己的痛苦，只是你不知道。

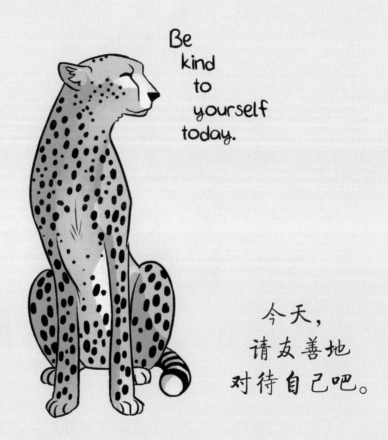

Be
kind
to
yourself
today.

今天，
请友善地
对待自己吧。

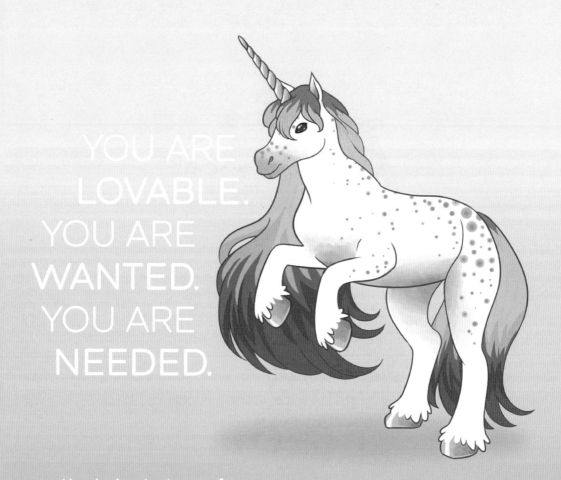

YOU ARE
LOVABLE.
YOU ARE
WANTED.
YOU ARE
NEEDED.

你确实非常可爱，
别人也很需要你。

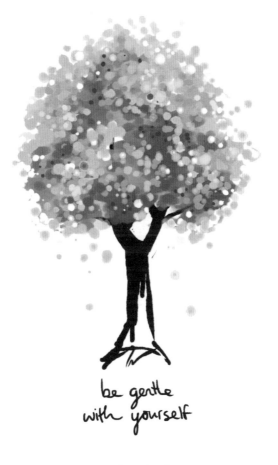

be gentle
with yourself

请对自己
温柔一些吧。

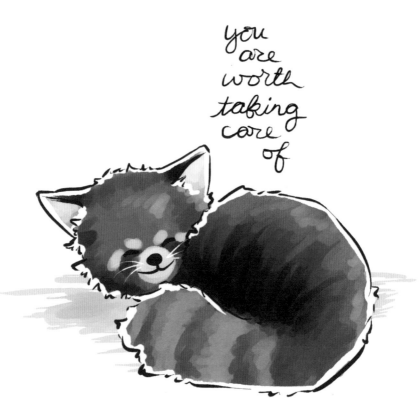

you
are
worth
taking
care
of

你值得
被好好地
照顾。

Good days
will always come
again.

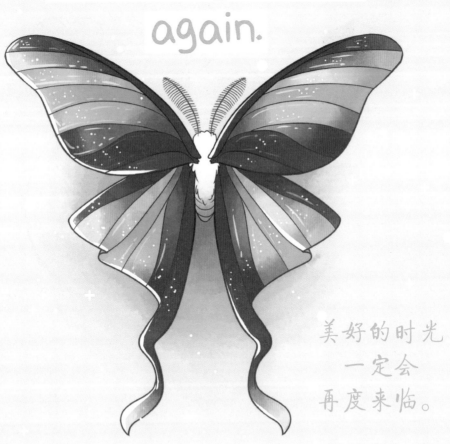

美好的时光
一定会
再度来临。

如果你正在被自杀的念头折磨，我建议你尝试运用以下这些帮助过我的技巧。

自我对话：
做自己的"辩护律师"。

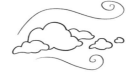

正念观察：
注意过往的想法和感觉。

安慰自己：
像安慰朋友一样安慰自己。

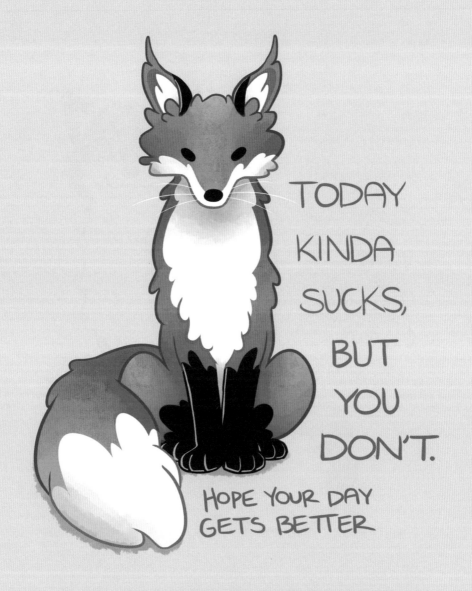

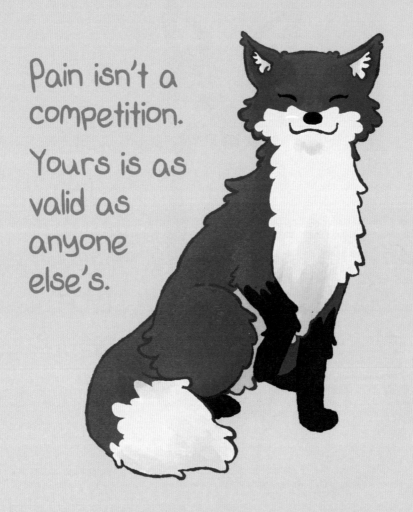

Pain isn't a
competition.
Yours is as
valid as
anyone
else's.

你没有必要与他人比较，
每个人的痛苦都真实存在着。

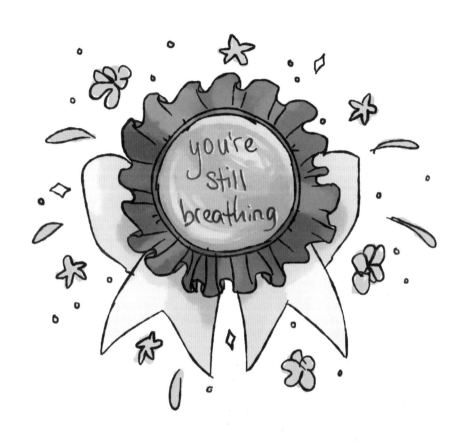

恭喜你，此刻你仍然在
自由地呼吸。

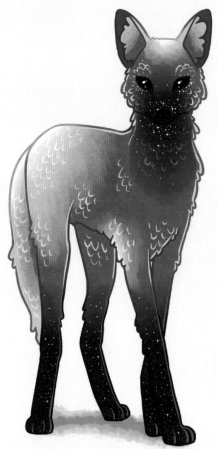

YOU
WILL
SURVIVE
THIS

你一定能战胜这一切。

You've come so far.

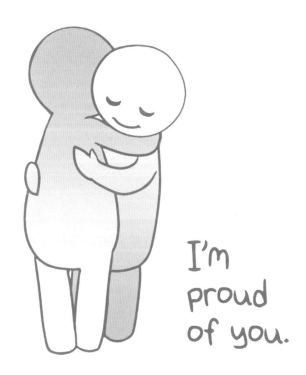

I'm
proud
of you.

你已经克服了
重重险境，
我为你感到骄傲。

结 语

请记住，你的人生不是由一连串的不幸或艰难的日子组成的，一个错误也不会抹杀你做过的所有事情。任何时候，只要你觉得有帮助，我想邀请你再仔细阅读本书，现在，它已经成为你的应对工具箱里的另一个工具。

如果你的应对工具箱很空，请参考以下这些建议，然后照顾好自己吧。

1. 点燃一些蜡烛或点亮一串闪烁的灯。

2. 坚持创作，不管是绘画、烘焙、写作，还是给自己心爱的人写一封情书。

3. 整理或清扫特定的空间。

4. 泡澡或者洗个长时间的淋浴。

5. 请完成这个程序：深呼吸、闭上眼、放松下巴、伸展四肢，然后大声叹气。

我为自己画了很多令人鼓舞的动物形象，如果恰好别人因此而得到安慰，这将让我感到非常荣幸。我愿意在我的社交平台上听到你们的声音，你们可以来与我分享你们的故事。谢谢你们一直以来的奋斗！我会全力支持你们。

祝好！

凯特·艾伦